个体化医疗革命

The Personalized Medicine Revolution:
How Diagnosing and Treating Disease
Are About to Change Forever

原　著　Pieter Cullis

主　译　王　磊　张　音

科　学　出　版　社

北　京

图字：01-2018-6582 号

内 容 简 介

　　本书由国际著名生命科学家 Pieter Cullis 博士撰写，以清晰易懂的语言解释了个体化医疗是什么，它将如何改变医疗保健，以及它对人类未来意味着什么。书中详细介绍了医学将如何发生革命性变化以及随之而来的巨大机遇，研究与医学之间的差距将如何一劳永逸地弥合。基于患者独特分子构成的"量身设计"将取代目前的"一刀切"医疗方法，从根本上改变医生和患者的角色，改变我们的未来。

　　本书适宜于正在寻求了解医学如何变化的人士阅读，从初学者到专业人群，包括临床医师、药物研发工作者、生物信息学研究者以及关注医学领域的投资者。

图书在版编目 (CIP) 数据

　　个体化医疗革命 /（加）皮耶特·库里斯（Pieter Cullis）著；王磊，张音主译. —北京：科学出版社，2019.6
　　书名原文：The Personalized Medicine Revolution：How Diagnosing and Treating Disease Are About to Change Forever
　　ISBN 978-7-03-061652-4

　　Ⅰ.①个… Ⅱ.①皮… ②王… ③张… Ⅲ.①医疗卫生服务—研究 Ⅳ.① R197.1

　　中国版本图书馆 CIP 数据核字（2019）第 116826 号

责任编辑：盛 立 / 责任校对：张小霞
责任印制：徐晓晨 / 封面设计：陈 敬

The Personalized Medicine Revolution © Greystone Books Ltd.
First Published in 2015 by Greystone Books Ltd.
343 Railway Street, Suite 201, Vancouver, B.C. V6A 1A4, Canada

科 学 出 版 社 出版
北京东黄城根北街 16 号
邮政编码：100717
http://www.sciencep.com

北京建宏印刷有限公司 印刷
科学出版社发行　各地新华书店经销

*

2019 年 5 月第 一 版　开本：787×1092　1/32
2020 年 1 月第二次印刷　印张：4
字数：105 000

定价：38.00 元
（如有印装质量问题，我社负责调换）

译者名单

主　译　王　磊　张　音

译　者　李丽娟　刘　伟　王静雪

　　　　严　枫　康旭琴　杨　帅

目　录

第1章 为何要有个体化医疗

一天清晨，十二岁的男孩乔纳森从睡梦中醒来，觉得胃痛如绞，但他既不发热也不恶心，就是疼得厉害。母亲玛丽安一开始并不怎么担心，还因为没法去上班而有些气恼。她让乔纳森别去上学，在家休息，以为孩子晚上就会好起来。但是，疼痛一直持续。到了晚上，她想也许最好去看看大夫；直到第二天清早，在乔纳森床边守候一夜，听孩子呻吟不已之后，她决定必须去看急诊了。在急诊室里漫长的等待之后，终于有一位医生给乔纳森做了检查。医生轻触乔纳森的腹部，面露担忧，并随后安排了CT扫描。玛丽安此时焦虑万分，问道："到底是怎么了？"医生不置可否，只是说："咱们还是等扫描结果吧"。

然而，等来的却是坏消息。乔纳森的胃里有一个高尔夫球大小的肿块。此刻，玛丽安已难再保持镇静，她打电话给丈夫比尔，比尔立刻赶到了医院。他忧心忡忡——没有人说出"癌症"这个可怕的字眼，但它的阴影已在空气中笼罩。

更糟糕的消息接踵而来。乔纳森住进了医院，接受了穿刺活检，被确诊患有癌症，医生建议他接受手术和化疗。乔纳森的生命岌岌可危。手术十分成功，但外科医生很难完全清除这种类型的肿瘤，因此需要进行化疗来设法杀死残留的癌细胞。

乔纳森对第一次化疗的反应很好，他感觉乏力但并没有生病。比尔和玛丽安满怀期望：也许乔纳森会熬过这次，生活将会再次变得正常起来。可是在第二次化疗之后，乔纳森稍走几步就会气短。情况又变得危急起来：这次主治医生请来心脏病科专家，对乔纳森的心脏进行了超声心动图检查。心脏病科专家一脸严肃地回来了，他告诉比尔和玛丽安："你们的儿子患上了心力衰竭。"原来，乔纳森对化疗方案的一种药物高度敏感。这种药物是多柔比星（阿霉素），它会导致一些患者出现心脏问题[1]，但医生无法知道哪些患者会受到影响。

1个月的时间，乔纳森由一名正常的12岁男孩变成了正在接受癌症治疗而又需要做心脏移植手术的病号。事情怎么会是这样？一个高尔夫球大小的肿瘤存在表明癌症已经发展至少3年。为什么不能在很早以前，当治疗本来容易得多的时候就发现疾病呢？而且为什么要用一种引起乔纳森心力衰竭的药物来对他进行治疗呢？

这些"药物不良反应"是常见的：每年在北美有超过200万人由于处方药不良反应而住院[2]。药物在一些人身上有效而对另一些人却造成不良反应的原因，往往可以追溯到基因构成上的差异。对于大多数人有效的药物未必对你同样有效，而且实际上可能对你造成伤害。因此，我们需要做两件事：首先，我们需要找到在疾病变得危及生命之前就预测和发现疾病的方法；其次，我们需要采用对你的身体有效的药物。

几千年来，医学一直在努力做这两件事。虽然进步巨大，但仍不尽如人意。可就在当今，我们正接近这个时代最大的一场医疗革命——也许是有史以来最大的一场革命。

这场革命拥有许多名称和面貌。它有时称作个体化医疗，有时称作精准医疗，还有时称作分层医学。它还是"循证医学"这一医学实践中相对新兴概念的"表亲"（"循证医学"这一名称的提出者显然是想表明观点）。我们所说的个体化医疗——一种基于我们自身个体独特的分子构成，以及对我们可能患上的任何疾病的分子水平理解的医疗——无论如何命名，它都已离我们仅一步之遥。它有望满足我们的需要，让我们得以了解身体出现的问题，并提供人类有史以来一直寻求的治病方法。这还意味着，我们将彻底摆脱人类祖先经受的自然进化的力量，开启自我导向的未来。

我们往往认为医学进步是某种连续的过程。顺应这一过程，我们研发出更有效的药物来对抗任何流行疾病，更完善的仪器设备来探查人体内部和发现问题，更精良的器械供关节磨损或眼睛失明时采用，以及更好的方法来医治疼痛、抑郁或孤独；而且我们或许倾向于相信在未来仍然是这样的情况。然而，事实并非如此。迄今为止，医学的发展主要是建立在有益于全民而非针对个人的进步之上。200年前，英国人的平均寿命只有40岁左右，主要原因是2/3的儿童未满4岁便已死亡³。公共卫生举措带来的适当饮食和清洁饮水发挥了巨大的作用，并与疫苗接种、分娩和手术过程中的灭菌程序，以及治疗细菌性疾病的抗生素等其他全民进步相结合，使得当今英国人的平均寿命增至80岁以上。然而，依靠基于全民的手段来维护人类健康和生命的方式已经开始失灵。

现代医学失效的最明显的表现是药物研发问题。当保罗·埃尔利希（Paul Ehrlich）在1909年发现用于治疗梅毒的药物砷凡纳明，并引入治愈疾病的"魔弹"这一概念时，还有当亚历山大·弗莱明（Alexander Fleming）随后于1928年发现能够治愈多种传染病的青霉素时，我们被一种观念所诱惑，认为对于从癌症到普通感冒等其他疾病，也都能找到具有相似神奇效果的其他化合物。制药业这一庞大产业应运而生、迅猛崛起，目前已经有1000多种常见处方药用来治疗你能叫得出名字的几乎每种疾病。在北美，平均一名家庭医生每年为这些药物开出20 000多份处方。这种做法导致了令人担忧的用药现状，北美65岁以上人口中大约有20%的人每天服用十种或更多种药物。超过一半的美国人每天服用至少一种处方药⁴。由此造成的直接结果是，对药物或药物疗法产生的不良反应已成为北美第四大死亡原因，导致每年超过100 000人死亡[5]。此外，据估计，高达90%的药物不良反应未被报告[6]，因此服用处方药的相关危险很可能更高。

除了可能造成不良反应之外，有许多药物对服用者根本无效。统计数字令人震惊。约75%的癌症治疗处方药对患者没有帮助。70%以上的阿尔茨海默病处方药对患者无效。近60%的治疗尿失禁的处方药对患者作用甚微。50%的骨质疏松症处方药并未使患者的骨骼得到强化。对于类风湿关节炎、偏头痛、心律失常和哮喘，在治疗这些病症的处方药中，40%以上对患者不起作用。总体而言，对服药患者产生实际疗效的处方药不到一半[7]。

即使一些非常成功的药物也存在问题。据证实，他汀类药物作为治疗高胆固醇的"畅销"药，可使心脏病发作风险降低54%，降低脑卒中风险达48%[8]。这些药物在减少心血管疾病导致的死亡方面发挥了重要的作用，使得在当今的西方世界，此类疾病已不再是人类主要致死原因。一般来说，他汀类药物对大多数人来说具有良好的疗效。

然而，他汀类药物和其他畅销药物存在的问题在于，很多人并不能归于平均。有些人对他汀类药物代谢过快，药物还没机会起效，就已被身体分解，而这些人的胆固醇持续处于高水平，因此患心脏病或脑卒中的风险依然较高。另一些人对他汀类药物代谢过慢，使得药物在体内滞留，因而在降低胆固醇水平的同时，也会造成各种不适和痛苦。据估计，17%的他汀类药物服用者遭受肌肉疼痛和恶心的困扰[9]。运气特别差的患者可能会出现严重的药物反应——他汀类药物引起的横纹肌溶解[10]，这是一种使人衰弱的肌肉损伤形式，可能导致肾衰竭。

药物不良反应发生的原因在于，大多数常用药物会散布于人体各处。只有一小部分，通常远远少于1%能够最终到达病灶部位并发挥有益作用，其余99%则可能会在原本健康的组织内引发问题。常用的抗癌药物阿霉素对于杀死癌细胞等快速分裂的细胞非常有效，但它散布到体内各处，也会杀死骨髓中快速分裂的细胞，从而损害免疫系统；杀死胃黏膜中快速分裂的细胞，从而导致呕吐；杀死毛发细胞，从而导致脱发。比起它可能对心脏造成的严重毒性作用，上面提到的这些都只称得上是附带作用。

另外，还有更多药物的问题。癌症化疗最初取得的重大成功之一是治疗儿童白血病。在1950年，诊断患有儿童白血病几乎等于被宣判死刑，超过90%的患儿在1年内死亡[11]。而现在，根据治疗后5年无癌患者的人数判断，被诊断患有急性淋巴细胞白血病这一最常见儿童癌症类型的儿童中，超过90%的儿童得到了治愈，可是这些幸存者往往无法再过上正常生活。采用最有效的鸡尾酒疗法治疗的儿童中，超过30%为永久性完全失聪[12]。其他"副作用"包括不孕、发育迟缓等，不胜枚举。儿童付出的代价是不可估量的，他们在情绪上受到伤害，职业也受到限制。社会付出的代价也令人生畏：到成年之前，社会往往要为每名患儿每年提供超过20 000美元的特殊资源。

这并非个例。治疗儿童实体肿瘤的常见化疗方案需要阿霉素。接受这类癌症治疗的儿童因化疗而发生心力衰竭并不罕见，有时必须进行心脏移植。更多时候，幸存者终身都会遭受心脏衰弱的影响。

用于治疗很多病症的药物都有碰运气的性质：当被问到如何给患有抑郁症的患者选择最佳药物时，一位家庭执业医师回答道："我在门后挂着一个飞镖靶，我扔飞镖击中哪个数字就用哪个。"他事先根本没法知道哪种药物对哪位患者最为有效，也不知道哪位患者会发生严重的副作用。于是，患者和医生踏上了一段危险的试错之旅，以求找出对患者最佳、最有效的药物。

药物的功效变数及其对健康组织的毒副作用所引起的问题使新药开发成为一项几乎不可能完成的任务：现在使一种药物获得批准进入市场的花费已超过10亿美元，而耗时可能长达15年以上[13]。即便如此，在一小部分人身上发生的某些不良反应仍可能导致该药物退出市场。

所有这些问题都源自对于医学采取"一刀切"的方法。这种方法不一定有效，因为就像你一直以来对自己的认识那样：你的确与众不同，而且必须得到与之相称的治疗。未来的医疗将更加个体化——专为你的容身之躯量身设计。

医生们常常对个体化医疗这个说法感到烦恼。他们宣称："我们一直在实行个体化医疗啊！"意思是说，他们与患者沟通协商，根据不同的个体给出诊断和建议。他们确实是这样做的，但他们对你的实际情况又了解多少呢？医生看到的是宏观的你，并且经常能够基于体检和你的症状而相当有效地作出诊断。但医生对微观的你所知甚少，而这才是疾病和你对治疗的反应首先得以表现的层面。医生不知道你遗传密码的细节，因此无法知道你对医生可能开出的药物会有怎样的反应。医生不知道你血液中的分子组成，而其中包含了大量的诊断信息——可能关于你已经患有或可能患上的疾病，你所服用的药物能否有效治愈某种疾病，或者你的饮食是否合适。医生不知道你身上和体内的微生物的种类和数量，而它们会影响你的免疫系统如何运转，并且对炎症性疾病也有重要作用。简而言之，你的医生无法获得分子水平的关于你的很多重要信息来指导他的很多决定，这可能会导致诊断错误或延误，以及治疗措施不当。

由于能够获得越来越多的有关你和你可能患有的疾病分子水平的详细信息，未来的医疗将会变得更加个体化，并且更加有效。一个重要的例子就是你的基因组，也就是你的全部脱氧核糖核酸（DNA）。它编码了你的每个物理特征，并且使你成为独一无二的自己，包括你所有的优势和劣势。用不了多久，对你的基因组进行测序将变得寻常，以此来破译包含在你细胞内DNA长链中的分子编码，并将这些信息储存成你的医疗档案的一部分。从心脏病到糖尿病，或者抑郁症和痴呆，你的基因组序列包含着详细而准确的患病风险信息，并且能够揭示出哪些药物可能最适合你，或者哪种药物可能造成毒副作用。

　　但是，你的基因组序列并不能提供关于你的完整信息，除了癌症和遗传疾病等例外情况，基因组序列在诊断实际患有的疾病方面作用有限，而这正是下一层次的分子分析——"蛋白质组学"发挥作用的地方。你的基因组编码了使你成为你自己的蛋白质；而你体内的全部蛋白质构成了所谓的蛋白质组。我们在蛋白质组测量方面做得越来越好，通过分析你的血液或者其他体液中的蛋白质，有可能对你已患或将患的疾病提供准确的诊断。这样的分析还能够揭示你正在进行的治疗或者正在做出的生活方式改变是否有助于恢复健康。

　　这一领域还在继续发展：关于你的点点滴滴的分子水平分析正如雪崩般大量涌现。未来5年内，随着准确性的不断提高，日益全面的分子检测将会告诉你，当你感觉不舒服、疼痛、抑郁或虚弱的时候，是哪里出了问题。这是疑病患者的天堂还是地狱，取决于你如何看待。

　　对于那些想要监测生活的人而言，这将会是天堂。手环、植入体或高科技创可贴将能分分钟为你提供身体状况的报告，而且你还可以将这些信息下载到电脑以便查看每天或更长时间的趋势线。这种程度的监测意味着预防保健或保持健康方面的巨大变化。很快你的数据就能告诉你，你讨厌的那些益生菌产品是否真能像广告宣传的那样奏效，你每天都想喝的那三杯酒对你究竟有益还是有害，或者你购买的健身会员卡是否物有所值。精英运动员们想必会成为先行者——对于那些总是在稍不留神就会受伤的强度下进行训练的运动员，肯定想要有一个声音在耳边告诉他们：如果再不减速，左小腿肌肉5分钟内就会撕裂；或者，按当前步速，身体的能量储备最多能支撑30分钟。

　　这样的未来并不遥远。实现真正个体化医疗的很多技术要么已经就绪，要么咫尺之遥。大概你已经对这些技术有所耳闻——在确定某种癌症的分子基础，或者治愈囊性纤维化等遗传病患者的药物研发方面，我们几乎每天都会听到一些进展。这些消息通常会伴随着郑重的宣告，"这些发现能够在5年内发展出治疗疾病的新药"，或者其他类似的说法。

我们对这些说法已经司空见惯，以为永远不会在我们身上成真。但其实它们会的，而且很快就会。

第2章 从迷信到个体化医疗

当人们无法理解身边的重大事物时，往往诉诸于迷信，或者也叫作编造。创造神明来解释周围世界是我们祖先的最爱。在黎明时分，当血红色的太阳经过暗夜地狱之战，从大西洋上空冉冉升起时，玛雅人会用处女祭祀，以庆祝太阳神的又一次胜利。对于希腊人，雷鸣和闪电呈现着天神宙斯的不悦。在中国神话中，云被视为龙王的气息。印度神因陀罗（Indra）击败了将"云牛"囚禁在山岳堡垒的干旱恶魔弗栗多（Vritra），带来了季风降雨。在印度神话中，阿帕奇人以天神特珀（Tepeu）和古库马茨（Gucumatz）解释创世，这两位神明促膝思考，凡是他们想到的事物都会诞生。他们想到"地球！"——于是地球便出现了。这样的例子不胜枚举，从宇宙起源到天空繁星，还有人的死后所归，每一个文明都创造出神话来解释世间一切。

疾病和疼痛尤其会引发迷信。在中世纪的欧洲，基督徒认为黑死病是对人类恶行的惩罚。因此，通过自我鞭笞来为自己赎罪被看作是避免黑死病的一种合乎逻辑的手段。在15世纪的日本，人们认为疾病是由生活在体内的可怕的小生灵造成的。例如，头晕和潮热是由生活在脾脏内一种被称为Hizonomushi的小兽导致，它用长臂和利爪来抓扯人的肌肉，从而制造麻烦。幸运的是，如果你食用大黄，就可以驯服Hizonomushi。对于古埃及人来说，疾病是由邪灵的存在引起的。通过咒语净化身体，向治愈女神塞赫美特（Sekhmet）祈祷，或者向各种体腔开口注入味道令人作呕的药物来驱赶邪灵，这些全都是所谓的治疗处方。

即便是在当今，在健康受到威胁时，我们仍然很大程度上沉迷于迷信。从治疗普通感冒到癌症，任何疾病的民间偏方都不乏追随者。比如说，苹果醋被用于治疗过敏、胃酸反流、痛风、关节炎、头痛、酵母菌感染、银屑病，还有很多你能想到的其他疾病。用香蕉皮治疗疣，用甜菜医治便秘，用泻盐治疗灰指甲——所有这些"疗法"都有忠实拥趸。草药疗法被用于治疗抑郁症、心脏病、失眠、高血压和体重增加。单在美国就有2万种草药在售，并且已有8000多万人使用。然而，即使是前十种最常用的疗法，其疗效证据都十分有限，而副作用却可能很大[1]。甚至有人相信顺势疗法的作用。当这些人告诉我们减少治疗在某种程度上应该会改善治疗效果时，这简直令人难以置信。

在我们生活的几乎所有领域，这种程度的迷信都是不可思议的。你肯定不会接受飞机坠毁是由于因果报应，或者船舶沉没是因为冒犯了海神。但是当涉及健康时，我们却任凭想象力尽情释放。这样做当然也有充分的理由：当身体出了严重问题却既无法解释又不能治愈时，我们还能做什么呢？我们向医学的"大祭司"请教病情，而他们思考、讨论并开出药方——他们给出的疗法有时有效，有时则不然。我们感到自己是一个巨大的医疗加工厂中无助的齿轮，对此既无法理解也无力反抗，而迷信也就成了我们唯一的救命稻草。

个体化医疗也被称为分子医学，是迷信的对立面。支撑个体化医疗的一个驱动因素在于，相信你所患的每种疾病都有其分子水平上的原因，而一旦了解了疾病的原因，就可以设计出适合你的分子水平的治疗方案。另外一个驱动因素在于，相信在疾病出现（此时可能为时已晚）很久之前，疾病信号便已显现出来。我们只需要识别出这些信号是什么。

从迷信到个体化医疗之路由现代科学的发展和应用所开拓，这场征途始于不到500年前。

故事始于1564年出生在意大利比萨的伽利略·伽利雷（Galileo Galilei）。伽利略被誉为"现代科学之父"，他是第一位注意到宇宙在不断变化的科学家，第一个观察到卫星可以围绕行星运行，并且不遗余力地捍卫地球可以围绕太阳运行的观点。他无法接受将地球置于宇宙中心的迷信思想，因此被罗马宗教裁判所判定"有强烈异端邪说嫌疑"，并在他生命的最后9年被天主教会软禁。伽利略还是明确地假定"数学是理解宇宙的关键"的第一人。伽利略指出："宇宙……除非首先学会理解其语言并解读用该语言所写的文字，否则就不能被理解。这种语言就是数学……没有数学，人类将面对着一部天书；没有数学，人类还在黑暗的迷宫中四处徘徊。"这段话对于自1642年伽利略逝世以来人类所取得的所有进步具有至关重要的意义，尤其在了解我们的身体是由什么构成及其运转原理方面。毫无疑问，如果存在上帝，那么上帝所讲的语言一定是数学。从时间的开始到结束，从最小的粒子到最大的星系，数学能够以令我们感到怪异、神秘和完全陌生的精确性来描述宇宙，任何感受过这种精确性的人都有这样的感觉。

伽利略逝世当年，艾萨克·牛顿（Isaac Newton）在英国剑桥附近的一个小村庄出生。他生活在剑桥和伦敦，而他一生都将匕首直捣迷信的核心。在科学生涯中，他将伽利略的方法牢记在心，发展出了复杂的数学，他将数学与自然哲学相结合，从而创造出现代物理学。他创立了经典力学和微积分来解释恒星和行星的运动，并发明了光学理论来解释光的原理。在牛顿之前，这一切都被认为是神奇的魔法；但人们通过使用他的经典力学，逐渐了解到日食的发生是由于月球运行到地球和太阳之间，海面的潮汐起伏是因为月球和太阳的引力作用，而季节更替是由地球的轴向倾斜所引起。此外，他证明了假如能够获得准确的数据，构建正确的模型，并且正确地进行数学计算，那么就可以预测何时会发生涨潮，何时会发生日食，彗星会在何时闪耀着划过天空，以及它们何时将会回归。至此之后，魔法不再支配我们的世界。

那么，这些和我们有什么关系呢？牛顿创立的经典力学不但能让我们理解行星如何运动和苹果为什么会从树上掉落，而且也适用于非常微小的世界，小到只有十亿分之一米（1纳米）的距离，在这样的尺度下量子力学开始发挥主导作用。由于体内的分子和细胞都大于纳米尺度，因此可以利用经典力学来描述和预测体内分子的运动和相互作用的方式，这是在分子水平上构建和解释你身体的基础。但牛顿的工作，意义远不止于此。至牛顿1727年逝世，我们已经能够首先进行精准测量，然后建立符合这些观测结果的理论数学模型，最后进行实验来验证根据理论做出的其他预测是否普遍成立，以此理解自然现象。这种方法是世人已知的最有成效的发现过程。

安东尼·范·列文虎克（Antonie van Leeuwenhoek）与牛顿生活在同一时代，尽管他们从未谋面。列文虎克1632年出生于荷兰。他第一个证明，虽然你可能认为自己是一个连续的整体，但其实包含着很多细小的部分。列文虎克制造出可以使物体放大500倍的强大显微镜，使他能够看到单个细胞。在向伦敦皇家学会呈递的一系列报告中，他首次描述了微观世界，包括他观察到的在任何水体中发现的细菌细胞，在他的口腔和粪便中发现的细菌，在血管中发现的血细胞，在"健康男性射出的新鲜精液"中发现的精子细胞，以及在肌肉中发现的有序排列的细胞，等等。列文虎克的发现表明，要想了解身体，我们首先需要了解组成身体的细胞中在发生什么。

组成你身体的细胞中究竟发生着什么？解答这个问题的最初步骤是由法国人安东尼·拉瓦锡（Antoine Lavoisier）所做，他于1743年出生在巴黎，并在那里度过一生。拉瓦锡对物质如何燃烧，以及燃烧为何必需空气抱有兴趣。通过一系列标志着现代化学开端的精心实验，他确定当物体燃烧时，空气的一种成分被消耗而产生二氧化碳，所消耗的成分被称为氧气。因此，燃烧过程通常被称为氧化。拉瓦锡后续在一个非常直观的实验中表明，当动物呼吸时，单位氧气消耗量和二氧化碳生成量所产生的热量与其他燃烧过程中所产生的热量完全相同。

由此产生了这样的想法：在我们的身体里发生着持续的缓慢"燃烧"过程，或者说氧化，其中我们吃下的食物就是"燃烧"的"燃料"。这一发现解释了为什么我们的身体会保持温暖，并导致了后续的发现，即氧化是如何为运动、思考和视力提供动力——简而言之，为所有身体功能提供动力。对于理解我们自身，拉瓦锡的贡献具有深远的意义；然而不幸的是，他在法国大革命时期身为巴黎一位富有的名流。1794年拉瓦锡因莫须有的贪污罪而被送上断头台，虽然在一年后被赦免，但已经太迟。

在拉瓦锡之后，出现了化学发展史上的另一位巨人：约翰·道尔顿（John Dalton）。他创立了原子论和元素结合形成分子的思想，认为分子是由固定比例的这些元素组成，从而形成水等液体，以及二氧化碳等气体。道尔顿于1766年出生在英格兰，他一生大部分的时间在曼彻斯特度过，并于1844年，就在他的纪念雕像被竖立在城市广场后不久逝世于此。拉瓦锡和道尔顿的工作相结合产生了现代化学，其中包括生物化学。生物化学描述生物分子，比如你的DNA所编码的蛋白质在细胞内工作的方式。

查尔斯·达尔文（Charles Darwin）在探索了解我们身体的过程中也起到了极为重要的作用。达尔文出生于1809年，并一生设法建立起一个基本现实：人类和所有其他生命形式通过一种被称为进化的残酷选择过程相互关联起来。在这个过程中，只有那些最适应环境的物种才能生存下来。适者生存的概念已渗透到你的核心：你体内的每个分子都经过了数千年的进化，尽可能好地发挥作用，以确保在你之前的物种能够存活下来。在细菌、海绵动物、蠕虫、鱼类和脊椎动物等众多物种超过40

亿年的进化中，历经磨炼的机制已经在你的身体中以超乎想象的许多方式做出了适应。例如，你体内的每个细胞都含有被称为线粒体的微小"燃料电池"。线粒体进行着由拉瓦锡首先提出的氧化过程，并通过"燃烧"来源于你所吃食物的分子来产生三磷酸腺苷（ATP）分子。ATP为你身体的运转提供动力。线粒体是一种早期细菌的直系后裔。这种细菌发生了进化，从而以共生的方式生活在细胞中，而这些细胞正是组成你身体的细胞的先驱。如果没有线粒体，我们就不可能存在。

你的视觉能力依赖于能够探测光的蛋白质的进化。视觉是在相对较短的进化时间（40万年）中，从使单细胞生物能够朝向太阳的原始光敏蛋白质进化而来。当这些蛋白质的各种变体（variant）以某种方式整合到动物身上并赋予其视力时，不具视力的生物就成为了有视力的动物的午餐。

查尔斯·达尔文本人可能就使用过某种个体化医疗。折磨着他的病痛不胜枚举，包括"乏力、目眩、眩晕、肌肉痉挛和震颤、呕吐、绞痛、腹胀和夜间肠气、头痛、视力改变、严重疲劳、神经衰弱、呼吸困难、遍布头皮的水疱和湿疹等皮肤问题、哭泣、焦虑、感觉即将死亡和意识丧失、昏厥、心动过速、失眠、耳鸣，以及抑郁症"[2]。传说他遭受了无法控制的肠胃气胀，导致他晚餐后至少要花一个小时躲避在书房里从事研究。尽管如此，他仍是巨人之一，在与迷信的斗争中同牛顿和伽利略并肩而战。他的进化论使我们通过分析酵母、苍蝇和老鼠等比较简单的生物，观察是什么让它们还有我们自己运转，来探索我们自身。这项工作的成果已使我们发现了令生物信息代代相传的DNA的分子机制，构成你身体的细胞和分子的早期版本，以及所有那些我们用来治疗疾病的手段。

在列文虎克、拉瓦锡、道尔顿和达尔文探索理解生物世界的同时，人类在理解物质世界方面也取得了进展。其中一个重要的实例是电，它不仅对于我们的文明不可或缺，还对我们用以表征躯体和解释所得大量信息的各种设备至关重要。迈克尔·法拉第（Michael Faraday）和詹姆斯·麦克斯韦（James Maxwell）是两位使我们能够用上电的先驱科学家。法拉第发现了电流与磁场的相关性。他在演示变化的电场能够对该场中的磁体施加力的过程中制造出人类第一台电机。他还推测磁体（和携带电流的导线）具有与之相关的不可见的磁场，并将其称为磁力线。

詹姆斯·麦克斯韦1831年出生于爱丁堡。麦克斯韦在知识上直接继承牛顿的衣钵，他不仅试图理解自然现象，还是那个时代最优秀的数学家之一。他创造了理解磁与电之间关系所需的全新数学理论。他展示了法拉第的磁力线具有可从理论上建模的现实具象。他提出了麦克斯韦定律，解释了电磁行为，使我们能够发电和传输电力，以及将电用于我们今天非常熟悉的所有电子产品。他的工作成果还包括无线传输信息，从广播到电视，甚至你的手机所使用的无线连接。麦克斯韦去世时年仅48岁，但他像牛顿一样改变了世界，将电从神奇的静电和天空中壮丽的闪电变成我们能够理解、驾驭和运用的物质。麦克斯韦方程组不仅使我们能够利用机器来探究组成我们身体的分子的特性，还适用于我们身上的神经所用的电流——它驱动你的手按意愿移动，让心脏跳动，还让大脑能够思考。

此外，一连串重要的智慧探索，让我们更深入地了解在分子层面上的自我：利用技术或应用科学来制造实用之物。通过研磨透镜和制造望远镜发展而来的技术，伽利略和牛顿得以详细研究天空，验证他们的理论是否与观测相符。制造更精密的仪器来研究自然现象的传统已经深深扎根于科学，特别是物理学当中，并由此带来了我们今天所使用的每一台机器。麦克斯韦发现的驯服电力之道对技术发展起到了决定性的推动作用，并从此开始定义我们的现代文明。

但是，如何将技术发展运用于个体化医疗呢？答案在于我们用来采集和解密描述身体的分子信息的计算机，我们用来显示体内发生的各种过程的机器，以及我们用以传输身体信息的方式。

如果没有计算机，分子医学的概念就不可能存在。例如，从控制用来解密DNA的仪器，到存储我们从DNA、蛋白质和其他生物分子的分子水平分析中所获得的巨量数据，再到对所有这些数据进行分析并从中获益，计算机的运用遍及每一个步骤。但计算机并不是凭空而来的，它是如何产生的呢？查尔斯·巴贝奇（Charles Babbage）的创想和艾伦·图灵（Alan Turing）的才华发挥了重要作用。巴贝奇1791年出生于伦敦，被誉为"计算机之父"，尽管他只开发出了一种计算机的工作模型，并且功能非常有限。巴贝奇的兴趣十分广泛，他身兼数学家、哲学家、天文学家、经济学家、发明家、神学家、密码学家和工程师。他还撰写过大量关于"社会公害"的大众消费文章，比如街头音乐有多么可恶，醉酒对女性的影响，还有男孩是打破窗户的原因。很显然，很多事、很多人都让巴贝奇操心。

有一件事特别困扰巴贝奇，那就是导航所必需的数学用表。潮汐预测或计算充满了错误，原因在于计算数字的"计算机"在当时就是人类！巴贝奇认为，消除这些错误的一种办法是使用专为这种这项任务设计的机器来生成所需表格，并且利用卓越的工程才能，于是他开始着手设计这样的仪器。他的成果是"微分机"——一台拥有15 000个零件，重达10吨的机械式计算机。事实上，微分机在巴贝奇的有生之年从未被建造出来，而是在大约150年后才根据巴贝奇的最初计划成功完成并发挥功能。

艾伦·图灵于1912年出生在伦敦，他对于计算机的设计产生了巨大的影响。在1935年发表的一篇科学论文中，他证明了任何能够简化为一组指令的计算都可以由计算机完成，这种计算机后来被称为图灵机。他还通过设计早期机械计算机来破译德国密码，使英国方面得以读取德国陆军、海军和空军传输的情报，对赢得第二次世界大战的胜利发挥了重要的作用。艾伦·图灵和其他密码学家开展这项工作的地点位于伦敦北部的布莱切利园（Bletchley Park）。正如温斯顿·丘吉尔所说，布莱切利园是"一只下金蛋的鹅——而且从不咯咯叫"。

艾伦·图灵并没有因为他的惊人贡献而收获太多感谢。他是一名同性恋者，这导致他在1952年因严重猥亵罪被捕。他的安全特权被撤销，并受到刑事指控。他面临两种选择：坐牢或者化学阉割，而他选择了阉割，随后于1954年黯然自杀。英国政府于2009年向艾伦·图灵正式道歉，但与安东尼·拉瓦锡一样，这已经太迟了。

艾伦·图灵设想和建造的图灵机预示了我们今天所使用的所有计算机。然而，我们现在使用的计算机更强大、更紧凑、更容易制造、更便宜，也更个性化。这是如何发生的呢？我们进入微观技术和纳米技术的世界，在这里，我们开始窥见由进化之力产生的宏伟大自然的技术设计（构成你身体的分子和纳米机器）与牛顿、麦克斯韦和达尔文的发现所造就的技术如何得以融合交汇。自然和人造技术都旨在使运行于微小世界中的机器趋于完善。

从微小世界的角度开始思考十分必要。至关重要的是了解技术如何演变以产生我们周围所见的一切设备，尤其是用于存储和处理关于身体数据的设备。了解自身也极为重要，因为你的身体是由大量精巧设计的纳米机器组成的。我们将越来越多的功能塞进越来越小的空间，因而设计出的计算机的体积不断缩小。理查德·费曼（Richard Feynman）在1959年的一场演讲中预言了这种趋势，这场演讲标志着信息时代的开始。演讲的题目是《在底部有很大空间》（*There's Plenty of Room at the Bottom*），这是对自然界深入洞察的绝妙标题。理查德·费曼是20世纪最具影响力的思想家之一。他在研发原子弹的曼哈顿计划中发挥了关键作用，并于1965年因其量子理论研究而获得诺贝尔奖。费曼卓越的计算才能和独特的解决问题的手段深得物理学家们的敬佩。当被问到费曼如何解决问题时，一位同事评论说："他非常非常认真地思考，然后告诉你答案。"费曼是个不寻常的人——他最喜欢的业余爱好是解锁保险箱和打邦戈鼓，而且他觉得当地小酒吧的气氛最有益于创造性思维。

费曼肯定地指出，在非常小的设备中就能够储存和分析非常大量的信息。通过一系列简单计算，他证明在不违背任何自然法则的情况下，有可能将国会图书馆的全部藏书内容连同指示信息存储位置的索引一起储存在比一粒灰尘还小的微粒之中。我们当今使用的计算机和智能手机展现了我们在实现这个目标的道路上已经前行甚远：相比早期的计算机，比如建造于1944年，有普通办公室大小的"巨人"（Colossus）计算机，今天的笔记本电脑至少强大了10亿倍。而且，我们在达到费曼确定的极限之前，仍然有很大的提升空间。

使计算机变小的关键在于晶体管的发明。直到1950年，使用装有电路以控制电流流动的玻璃真空管，是我们能够用来控制电流以制造收音机或电视等设备的唯一手段。这些真空管十分庞大，其尺寸与酒杯相仿甚至更大，而且它们的用量很大——这导致了像"巨人"一样的计算机，其尺寸臃肿、能耗巨大。威廉·肖克利（William Shockley）与约翰·巴丁（John Bardeen）和沃尔特·布拉顿（Walter Brattain）合作，于1947年发明出晶体管，这改变了一切。在肖克利身上还证明，聪明人不一定开明：他的一些观点明显偏执。比如，他相信智力有限的贫穷人口的生育水平过高，因此正在导致人类的退化。尽管如此，他所发明的晶体管仍是一项巨大的贡献。晶体管可被配置处于"开启"状态（电流可以流过）或"关闭"状态（无电流流过），因此非常适合以当今所有计算机使用的二进制代码（0或1）储存信息。此外，晶体管中使用的主要成分是硅，可从沙子中获取，因此成本可以十分低廉。组成晶体管的电路还可以小型化，从而可以在很小的空间内实现强大的处理能力和存储大量的信息。

按现行标准来看，最初的首个晶体管的体积十分庞大，约有一张小邮票大小。相比之下，今天的单个晶体管已经可以缩小至1/1000，甚至更小。通过适当方式将晶体管布置在一起，可以实现完整电路的功能，而通过将许多这样的电路组合成一个物理实体，可以制造出执行特定功能（如无线电波检测、放大、数据存储等）的集成电路。有趣的是，当今的集成电路中，电路的长度正在接近你身体细胞中的、运转于纳米尺度下的组织的长度。1990年，最小的电路元件尺寸为500纳米，到2010年已经减小到45纳米，而现在则接近10纳米。虽然还远不能与历经无数年进化磨炼的生物纳米技术的复杂性相媲美，但我们正在不断接近。

从上面的讲述可以看到，牛顿的研究引发了麦克斯韦的见解、肖克利的晶体管和费曼的预言，而这些又成就了比尔·盖茨（Bill Gates）、史蒂夫·乔布斯（Steve Jobs），以及我们所熟悉和喜爱的电脑、智能手机和其他设备。由于这一系列进展，我们现在已经有办法存储和分析大量信息。拉瓦锡、道尔顿和达尔文奠定了现代生物化学的基础，因此使得人们对于生物体分子水平上的理解开始演进发展。

然而，我们又是如何找到合适的手段来检测、表征和测量组成我们自身的所有分子的呢？这一切的实现得益于运用我们开发出的用以制造计算机和智能手机、汽车、电影等所有这些东西的技术。我们的技术现在已经足够先进，可以用来在分子水平上破译我们自身的密码。

技术在生物学的应用是缓慢起步的，但现在正在逐渐加速。早期的例子是列文虎克发明的显微镜，但直到1895年威廉·伦琴（Wilhelm Röntgen）发现X线才真正实现质的飞跃。X线的发现产生了深远的影响，其中两件事对个体化医疗至关重要。首先，X线提供了一种观察身体内部的手段——正如伦琴所指出的那样。世界上第一张X线照片是伦琴拍摄的他妻子的手。在看到自己的骨骼结构时，他的妻子惊叫道："我已经看到了我的死亡！"今天，人们已经对产生身体内部影像的能力习以为常，但在1900年之前这还是不可想象的。X线机曾被用于各种各样的事情，包括被鞋店用来查看鞋子是否合脚——这绝对不是最受启发的应用。现在我们拥有多种手段来观察身体内部，例如，被称为计算机断层扫描（CT）仪的精密X线机，能够对体内骨骼、组织和肿瘤提供出色的三维成像；磁共振成像（MRI）仪，能够以极佳的分辨率提供脑等软组织的图像；以及超声成像，可以让你看到肚子里的宝宝。

X线对个体化医疗的第二个关键意义在于它可以用来确定组成你身体的分子的结构。世界上仅有四人两次获得诺贝尔奖，位居其中之一的莱纳斯·鲍林（Linus Pauling）是最早开发X线此项应用的人。鲍林在1927年成为加州理工学院教授，他也是一位博学家，对从事的几乎每件事都颇有建树，除了维生素C——他提出维生素C有治愈癌症和普通感冒的作用（这恐怕有些过分吹嘘了）。鲍林不仅用量子力学来理解分子中的原子如何结合在一起，还发展出利用X线技术来了解组成我们身体的蛋白质的结构。在此过程中，他还首次发现了遗传疾病的根源。鲍林证明，镰状细胞病的发生是由于患者的血红蛋白结构与正常血红蛋白的结构略有不同。这种异常后来被追踪到镰状细胞病患者血红蛋白遗传密码中的一种差异，而这种差异导致了血红蛋白氨基酸组成的差异。因此差异而产生了一种血红蛋白分子，这种分子易于在血细胞内结晶，从而导致细胞呈现镰刀形状。这样的血细胞形状会造成许多不良后果，如脑卒中（中风）倾向增加，以及无法消失的阴茎异常勃起。

由DNA突变造成的蛋白质结构差异会导致疾病，这是理解个体化疗法重要性的关键概念。蛋白质结构决定了你与其他人的不同之处。如果一种突变悄悄进入你的基因组，由此产生略有不同的蛋白质结构，那么就有可能引起严重的遗传疾病。例如，囊性纤维化患者在其DNA中就存在突变。这种突变导致跨细胞膜转运氯离子的蛋白质成分缺失，进而造成该蛋白质结构失效。这种疾病将会导致皮肤带有咸味，肺部黏液积聚，以及其他更严重的问题。每200人中，就有一人携带造成跨心肌细胞膜泵送离子的蛋白质结构缺陷的突变[3]，从而导致心律失常。有时，携带这些突变的第一个证据就是猝死，因此知道自己是否携带该基因非常重要，以免在19岁时因为一场特别激烈的篮球赛而早逝。

X线技术还使詹姆斯·沃森（James Watson）和弗朗西斯·克里克（Francis Crick）在莫里斯·威尔金斯（Maurice Wilkins）和罗莎琳德·富兰克林（Rosalind Franklin）的大力协助下得以破解DNA结构，并首次揭示出其标志性的双螺旋结构。这一成果标志着达尔文的发现和牛顿开创的技术达到顶点，它开辟了一条此后50年中通向个体化医疗发端的研究道路。在1954年发表的一项研究成果中，沃森和克里克提出，DNA的结构产生了一种逻辑方法，通过该方法，组成DNA的四种"碱基"的序列可以编码完成我们体内所有工作的蛋白质。据说在剑桥老鹰酒吧庆祝这一发现时，克里克曾惊呼："我们发现了生命的秘密！"他说得一点儿没错。然而，为了让这一发现与你相关，为了揭开你的基因组中蕴藏的秘密，还需要有办法来确定你的DNA序列和它所编码的蛋白质。

测序始于天才弗雷德·桑格（Fred Sanger）。他的职业生涯全部在剑桥度过，他首先供职于剑桥大学生物化学系，随后又在医学研究委员会分子生物学实验室工作。和大多数天才一样，天分使他认识到一个明显的事实——如果蛋白质承担着所有的工作，并且如果蛋白质的结构决定了它们如何工作，那么开发出发现蛋白质序列的手段以理解决定其结构和功能的分子组成就非常重要。在解决这个问题并因此获得一项诺贝尔奖之后，他又转向了另一项事情：如果说蛋白质序列是由编码蛋白质的DNA序列所决定，那么对DNA进行测序也很重要。他实践了这条思路，并第二次获得诺贝尔奖。测序科学由此诞生，并且在过去20年里以令人难以置信的速度取得了越来越快的发展。在2000年，首次人类基因组测序在花费10年时间和30亿美元经费之后才得以完成。而现在，同样的工作只需1000美元的成本，并且在一两天内就能够完成[4]。

我们在其他方面的测量能力也在以同样的速度增长。在你的血液中有上千种，甚至可能上万种蛋白质存在，其中许多来自大脑、心脏和体内的其他器官。通过测量这些蛋白质在血液中的含量，有可能对它们所在器官的健康状况做出诊断。一种被称为质谱分析的技术可以用于快速测定一滴血液中数百种不同蛋白质的含量。用于解码基因组的同一测序技术也可以用于通过对细菌DNA进行测序以确定我们体内存在哪些细菌。这些都是产生个体化医疗的根本进步：突然之间，我们在人类历史上第一次拥有了在分子水平测量我们自身组成的能力。包含在所有这些信息中的是"生物标记"，它们是身体各个方面的诊断指标，包括你有多大风险患上某种疾病，你实际患有什么疾病，以及你可能易于患上什么疾病。

用不了多久，可能在5年或者更短的时间内，所有这些检测都将能够为消费者所购买和使用。每个分子图谱的成本很可能降到低于100美元，你将拥有关于自己的数据，并且这些数据远比以往任何人所拥有的数据都更为可靠。通过适当解读，这些数据将会提供关于你可能出现什么问题的准确信息以及如何防范的强有力的线索。迷信将被彻底扫除。

第3章 你的分子之躯

由于牛顿、麦克斯韦、达尔文及其他众多科学家和临床医生的不懈努力，如今我们已经能够对自己的许多方面进行测量。不仅是在心、肺等器官水平上，在组成我们体内器官和组织的细胞水平上，还在组成我们细胞的分子水平上。这些分子是决定我们特性的最基本的因素。正是这种惊人的进步推动了个体化医疗革命。

在分子水平上了解自身将会对你产生巨大的影响，因为有一个根本的问题如影随形。你在出生时被赋予了一个独特的身体，可能是这个星球上最复杂的生物体，但你却没有得到它的"操作手册"。将身体比作汽车，你甚至没有任何仪器来监测你的身体运转是否正常，也没有任何信息来告诉你应该给身体添加的最佳"燃料"是什么——应该添加高级汽油还是常规汽油，或者能不能用乙醇作为添加剂。我们当中许多人的身体似乎用乙醇（酒精）运转得不错；但其他人就不是这样了。没有任何预警信号告诉你，一种威胁生命的疾病正在你身体的某个地方出现，或者你的免疫系统正在失衡，或者某些行为或环境暴露将会在未来导致关节炎。你没有任何仪器可以告诉自己，你为了改善健康而在生活方式上做出的任何改变是不是真正有效，而且你往往也不太确定自己服用的疼痛治疗药物是不是发挥了预期的疗效。

　　除了缺少操作手册之外，你还面临着另一个可能更为根本的问题：进化产生了你那设计精妙的躯体，但它并不关心你。一旦出生，你就只能靠自己。如果你有很多后代存活下来，那么你的遗传密码就会存活并繁荣起来，但是一旦当你过了生育年龄，你的剩余生命对于进化而言就再无用处，你的身体将会逐渐衰弱并最终死亡。因此，你不仅需要操作手册，还需要首先了解你是如何产生的，以采取措施对抗这种不可避免的衰退。

　　基于分子水平，个体化医疗将会使你拥有操作手册，不过相当令人生畏，它将包含你未必想要知道但又确实需要注意的信息，以使你保持健康和避免疾病。当与我们不断提高的对生物系统的改造能力结合使用时，它将会提供令我们能够修复自身的知识——你的个人维修手册——让你在细胞和分子水平上操纵自己。这将是你所能拥有的最有价值的财富。

　　如何将你的个人操作手册变成现实呢？第一步是清点组成你身体的分子。我们可以将所有这些分子信息的总和称为你的"分子之躯"。第二步是以数字形式保存全部的分子信息。由此产生的数据集包含着你的"数字之躯"。你的数字版本所具有的数据量之大将会令人惊叹，但是除非你有办法来用它回答关于你自己的问题，否则这些数据对你并没有多大用处。因此，实现个人操作手册的最后一步是设计出依靠计算机的方法来查询数字化的自己，以获得你可能遇到的重要问题的确切答案。

　　你的个人操作手册能够回答什么问题呢？我们将会看到，当全面发挥作用时，它所能回答的问题超乎你的想象。如果感觉不适，你可以从这本手册得知自己出了什么问题，最好的治疗方法又是什么。你将能够知道哪种药物对你所患疾病具有最佳疗效，以及自己是否会遭遇严重的副作用。你将会得到关于最适合你的饮食是什么，以及你应该避免什么食物的答案。你将会得知自己正在服用的药物或者做出的生活方式的改变是否有效。它会告诉你患病的风险，而且你能够在自己身体某处所形成的疾病开始威胁生命之前就得到预警。

你的数字之躯的最初版本将会包含四类分子信息，而且随着时间推移，可以有更多的类别添加进来。第一类是你的基因组：要测量和储存的分子信息是你的基因组序列，它包含着你身体的蓝图。你的基因组可以从你体内几乎任何一个细胞取得，因为这些细胞全都含有相同的DNA序列。第二类是你的蛋白质组。你的蛋白质组的初始测量很可能包括确定血液中100种或更多种蛋白质的水平，据此应该足以立即呈现你的健康快照。第三类是你的代谢物组。对血液中100种或更多种代谢物的测量将会提供身体对你的饮食作何反应的线索，同时还可以诊断疾病。最后，我们需要测量你的微生物组，也就是生活在你体内和身上的细菌和其他微生物。检测你粪便中的数百种细菌将会提供重要的诊断和治疗信息，特别是用于确定免疫紊乱的根源和治疗方法。

要理解你的数字之躯所提供的信息类型，以及这些信息给出的修复你遇到的各种问题的线索，你需要了解一下自己身体的生物学机制——使你成为巧夺天工的生物体的，每时每刻在你体内发生的过程。让我们从了解你的细胞开始——由列文虎克最先观察到的身体的微小组成部分。你的身体拥有许多细胞，大约有30万亿个之多，每个细胞的平均直径约为10微米，即1米的百万分之十。要了解1微米有多小，想象一下当你阅读这本书时所看到的字母，形成它们的线条的粗细大约是100微米。这意味着构成大到足以让你看到的字母的一个线条就足够放下10个细胞。但是，通往微小世界的旅程远远没有就此结束。在你体内的每个细胞都包含着许多更小的结构，其中一些比细胞还小1000倍。

为了描述这些成分的大小，我们必须用纳米尺度来衡量它们。1微米等于1000纳米。幸运的是，我们不需要比这更小的尺度了，否则的话就必须用到量子力学才能了解我们自己。每个细胞都包含一个直径约100纳米的细胞核。细胞核包含着你的基因组，你的脱氧核糖核酸，或者叫作DNA——它被包裹在23

对染色体中，是编码蛋白质的遗传物质，而这些蛋白质形成了构成你身体的各个细胞。DNA由四种分子组成：鸟嘌呤（G）、胞嘧啶（C）、腺嘌呤（A）和胸腺嘧啶（T），它们被称为"碱基"，以长链形式连接在一起。这些链中的每一条都与另一条"互补"链相关联，从而组成沃森和克里克首先发现的标志性的双螺旋结构。互补链具有与第一条链上的序列互补的碱基序列：所有的鸟嘌呤都与胞嘧啶相对（配对），而所有的腺嘌呤都与胸腺嘧啶配对，反之亦然。

在你基因组的30亿个碱基对中，约有99.9%与人类任何其他成员相同。全部差异，也就是使你独一无二的特征全都编码在0.1%的DNA上。但是，0.1%的基因组对应于300万个碱基对，因此有可能存在许多遗传差异。在这些差异中包含了大约60种全新的突变——在你DNA的碱基序列中发生的，以前从未在任何人身上出现过的变化。所以事实上，你就是一个突变体。所有这些遗传差异不仅决定了你和其他人之间眼睛和头发颜色的差异，还决定了你是否有更高的风险患上肺癌，有更低的风险患上阿尔茨海默病，或者心脏病发作的概率是否更大。你与其他人在基因上的不同也让自然选择的力量能够发挥作用。如果你成功繁衍并有很多子嗣存活下来，那么你的遗传密码将会保存并传给后代。

要探索你的生物躯体和发现你的基因组序列等分子水平信息的非凡用途，让我们从源头开始。在你父母的一次性爱中，你父亲的一个精子细胞与你母亲的一个卵子结合在一起产生受精卵，或者称为全能干细胞，并由它产生你身体里的所有其他细胞。这个全能干细胞的全部DNA，一半来自你的母亲，另一半来自你的父亲，由此构成了你的基因组。你的基因组序列是固定的：它在你的一生中都不会改变。这类DNA提供了全能干细胞所需的全部信息，使它一次又一次地分裂，最终形成你的心脏、手臂、腿和身体的所有其他部位。如果我们能够读懂编码在你的基因组中的所有指令，那么就可以预测很多关于你的事情：你在不同年龄会是什么长相，你会拥有怎样的推理能力，以及你可能会患上哪些疾病。你的基因组编码着你有多高，你有什么颜色的眼睛，你的协调能力有多好，以及你的皮肤颜色等所有这些身体特征；而环境决定了你学到什么语言，你可能相信或不信什么宗教，以及你坚信哪支足球队是世界上最棒的。

你的基因组所编码的蛋白质使你能够思考、移动，或者拥有视觉或嗅觉。假如你的DNA遭到致命剂量辐射的破坏，你并不会立即死亡，但已成为一具行尸走肉。那是因为，当旧的蛋白质降解时，你无法制造出新的蛋白质来取代它们——你体内的所有蛋白质都需要定期更新。你DNA中的碱基序列使用20种可按任意顺序排列在一起的氨基酸来编码蛋白质。编码一个特定氨基酸需要3个碱基的序列，所以如果一个蛋白质由1000个氨基酸组成，那么它就需要一个由3000个DNA碱基组成的基因来进行编码。为了制造基因编码的蛋白质，基因组中基因的碱基序列首先被复制到被称为核糖核酸（RNA；与DNA非常相似）的另一段核酸中，从而使这段RNA包含仅针对这一特定基因的编码。这段"信使"RNA（mRNA）随后被翻译成蛋白质。

基因形成蛋白质的过程被称为基因表达。基因表达和所生成的蛋白质正常发挥作用依赖于许多因素。举例来说，基因表达取决于你从父母那里继承了基因的哪个变体。这些变体可能是显性或隐性的，而你只需要一个显性变体拷贝，就能表现出该性状，比如编码湿耳垢的变体。相比之下，你需要两个隐性变体拷贝，才能使这种性状表现出来，比如编码干耳垢的变体。

在基因表达过程中，有很多地方可能出错。如果所表达基因中的一个DNA碱基发生错误或遗失，所产生的蛋白质就会具有不同的氨基酸组成并且可能存在缺陷，从而导致遗传疾病，比如家族性高胆固醇血症、亨廷顿舞蹈症或镰状细胞贫血。关于遗传分析如何让我们获得对疾病的基本了解和开发适用的药物，一个很好的例子是存在两种隐性变体的严重家族性高胆固醇血症。患有严重家族性高胆固醇血症的个体，遗传来自父母双方的有缺陷的基因，这些基因编码的蛋白质称作低密度脂蛋白受体（LDL-R）。这些人的细胞无法积累将胆固醇从肝脏运输到肌肉和心脏等外周组织的低密度脂蛋白（LDL，通常被称为"坏"胆固醇）。结果，血液中的LDL达到极高水平，导致胆固醇沉积在动脉内形成动脉粥样硬化斑块，这些斑块限制了血液流动并引起心脏病发作。对于患有家族性高胆固醇血症的人而言，这样的心脏病发作可能会发生在生命早期——在青少年或刚成年时期发生。在患有这种疾病的家庭中，流传着这样的故事：父亲与十几岁的儿子摔跤打闹，结果父子双双因为突然用力而死于心脏病。

在20世纪70年代，当血液中的高胆固醇水平被发现是动脉粥样硬化和高心脏病发作率的原因之后，研究人员立即开始致力于寻找抑制体内胆固醇产生的方法，以减少动脉粥样硬化的发生——这是当时西方世界人口的主要死亡原因。这项研究促进了他汀类药物的发现，该类药物能够干扰体内胆固醇的生成。虽然他汀类药物可能对某些人产生副作用，但其在降低心脏病发病率方面发挥了重要的作用，使得当今癌症取代心脏病发作成为最主要的致死因素。

除了DNA序列的差异，还有其他一些方面可能影响蛋白质的产生。你与旁人相区别的一种常见方式是你的基因组中某个特定基因的拷贝数量。这些遗传差异被称为拷贝数变异（CNV），CNV会引起所产生的蛋白质数量的变化。如果你具有更多的产生代谢某些药物的蛋白质的基因拷贝，那么你对那些药物的反应就会与"正常"人不同。当你对自己的基因组进行测序时，这个特质就会显现出来。CNV在进化中也发挥着重要作用。例如，黑猩猩体内只制造被称为淀粉酶的蛋白质的2个拷贝（淀粉酶存在于唾液中，可以帮助消化马铃薯和小麦中存在的淀粉），然而人类可以拥有多达15个淀粉酶的拷贝——据推测，这是一种适应，可以帮助我们过渡到含淀粉类食物的饮食。

如果蛋白质具有错误的氨基酸组成，无论是由于错误的基因还是基因组转录或mRNA翻译的错误，其都可能无法折叠成发挥功能的形状。另外，错误折叠的蛋白质通常不溶于水。其中一个例子就是在煮沸的牛奶表面所形成的薄层的变性蛋白质。在体内错误折叠的不溶性蛋白质可能会积累形成被称为淀粉样斑块的有害沉积物，并与20多种严重的人类疾病有关，特别是神经系统疾病，如阿尔茨海默病、帕金森病和亨廷顿舞蹈症。淀粉样斑块还在朊病毒疾病中发挥作用，如疯牛病或其遗传性的人类中的变异形式——克-雅脑病（Creutzfeldt-Jakob disease）。一旦我们知道淀粉样斑块中存在哪种蛋白质，就可以设计治疗方法来特异性地抑制沉积蛋白质的生成，或者想办法溶解斑块本身。

仅占基因组2%的20 000个基因编码了构成身体的蛋白质。过去一段时间，人们认为"非编码"区域代表了人类进化过程中获得的、现在已不再需要的遗传物质。一些人称这些区域为"垃圾DNA"[1]。无论是谁提出的这个词，他都应该更深入地了解情况。进化的力量必然不赞成能量浪费，而在你体内每个细胞的基因组中产生大量的DNA需要消耗许多能量。事实证明，在你的基因组中，至少有一些非编码DNA编码RNA序列，这些RNA序列不产生蛋白质，但会通过被称为RNA干扰（RNAi）的过程来调节基因表达。RNAi序列又称微小RNA（miRNA），其通过与具有互补序列的特定mRNA分子结合来实现调节作用。这个过程导致mRNA降解并阻止其产生蛋白质。

在调节我们体内基因表达的过程中，尤其是在胚胎器官生成以及组织再生和衰老过程中，miRNA发挥着广泛的作用。miRNA对癌细胞生长也起着重要作用，因此在血液中检测特定miRNA可以诊断体内是否存在癌症。

你所有的细胞中都含有相同的基因组DNA，那么在你体内的所有特化的细胞类型是如何产生的呢？这种现象是表观遗传学的课题。表观遗传学研究基因表达如何受到调控，使得在特化细胞中，基因组中仅一部分DNA被翻译成蛋白质。整个分化过程——细胞一次又一次地分裂从而形成不同器官——依赖于一个高度协调的基因开启和关闭的过程，直到细胞产生的蛋白质与其功能相适应。例如，肌肉细胞产生大量长链状蛋白质，被称为肌动蛋白和肌球蛋白。从你的大脑发出的信号能够导致这些蛋白质收缩，从而引起肌肉运动。在你的眼睛中有大量称为视紫红质的蛋白质产生。视紫红质在吸收某些频率的光时会改变其结构，而眼睛细胞利用这种结构的变化来向大脑传输信号，使你可以看到世界。细胞分化是以精确的方式发生的。你当然不希望在肌肉中形成牙齿，或者在肝脏中形成眼球。

细胞通过表观遗传学来调节基因表达的方式主要有两种。一种是被称为甲基化的通-断开关，它涉及对基因组DNA进行化学修饰来阻止基因表达。另一种是通过控制含有某一基因的DNA在与其相关的染色体中缠绕的紧密程度来调节基因表达。

科学家们拥有越来越有力的手段来逆转细胞分化过程，使其恢复成制造组织的干细胞[2]。这一发现源于40多年来稳步进展的研究工作，它对于个体化医疗具有重大意义。在20世纪60年代，科学家们发现，当青蛙皮肤细胞的细胞核被注射到一个已经去除细胞核的青蛙卵细胞中时，受体卵细胞可以发育为正常的蝌蚪。这一结果意味着当被置于青蛙卵的环境中时，所有完全分化的、非胚胎皮肤细胞基因组DNA的表观遗传控制都会被移除，这表明DNA的化学修饰及其缠绕的紧密程度是可逆的。另外使人惊奇和震惊的是，新的蝌蚪长成为一只新的青蛙，而它的基因与产生供体细胞核的青蛙完全相同[3]。这个过程被称为克隆，堪称曾经的科幻小说成为现实的一个生动例子。

如今，已经有老鼠、骡子、马和水牛等大约20个物种被成功克隆。第一只被克隆的哺乳动物是多莉（Dolly）绵羊[4]。1996年，它由从供体绵羊的乳腺上取出的细胞克隆产生。与上面例子中的青蛙一样，细胞核被从供体细胞中取出，并置于已去除细胞核的绵羊卵细胞中。重构的卵细胞继而被置入寄主绵羊的子宫，而多莉羊大约在5个月后出生。多莉羊的名字源于性感女歌手多莉·帕顿（Dolly Parton），因为它是由乳腺细胞克隆而来的。谁说科学家没有幽默感？

　　毫无疑问，任何人，包括你自己在内，都可以使用现有的技术进行克隆。但是先抛开伦理问题，从个体化医疗的角度来看，这样做对你有什么用处呢？你的克隆人需要多年时间才能长大到足以提供供体器官，比如用于替换心脏。你可能没法等那么久，而且就算到了那时，你的克隆人恐怕也未必情愿把他或她的身体器官送给你。干细胞正是破解这个问题的关键，至少有这种可能性。你的生命始于一个全能干细胞，它分裂形成其他细胞，而这些细胞最终成为构成你的皮肤、心脏和大脑以及其他组织（及器官）的所有分化细胞。这些组织（及器官）全都会定期更新：你的皮肤每2～3周更新一次，你的血液每4个月更新一次，你的骨骼每10年更新一次，你的心脏每20年更新一次。这种精妙的更新依靠"成体"干细胞——能够分裂以更新其所在组织的细胞。

　　那么现在我们获得了一个在伦理上争议较小的潜在解决方案来更新衰竭的器官。如果你想要更新你的心脏细胞，那么需要做的是对制造心脏组织的成体干细胞进行刺激或替换。你的肾脏或者体内的任何其他细胞或器官也是如此。因此，干细胞成为重点研究课题，每天都有关于干细胞新的发现。科学家们目前正在研究通过逆转产生完全分化细胞的表观遗传过程以从任何组织制造干细胞的方法，从而产生"诱导多能干细胞"（IPSC）。继而引导这些IPSC再次经过分化途径，以产生你所需要的任何组织。例如，皮肤细胞有可能被重新编程为心脏细胞。从个体化医疗的角度来看，比如你想知道相比于其他人，治疗心房颤动（房颤）的药物对你的心脏有什么作用，那么你在不久的将来应该就可以在你的脸颊内侧刮取一些细胞，把它们重新编程为心肌细胞，而这些细胞在基因上与你心脏中的细胞相同。然后，你可以用药物以及药物组合方案来对它们进行处理，以确定哪些药物对你最有效，并且造成药物不良反应的概率最小。

鉴于干细胞具有能够更新身体任何部位的潜能，它们作为治疗方法具有非凡的前景。然而存在的一个问题是随着年龄增长，你组织中的成体干细胞的数量逐渐减少，并且它们分化成为功能细胞的能力将会下降。因此，虽然你的皮肤每2周左右完成一次自我更新，但产生的新皮肤也不会如原来的皮肤那么好，比如不招老年人喜欢的更薄、起皱的皮肤。如果我们能找到一种刺激体内成体干细胞生成的方法，或者对它们进行重新编程以使其分化地更加精确，那么它们就可以用更年轻的皮肤取代你的皮肤，用更年轻的心脏取代你的心脏，用更年轻的骨骼取代你的骨骼。

虽然这看起来似乎不太可能，但不要低估牛顿和达尔文为世界带来的技术的力量。已经有迹象表明，可以在干细胞所存在的组织中对干细胞进行重新编程。在一项"吸血鬼德古拉（Dracula）式"的实验中，哈佛干细胞研究所的研究人员将一只幼年小鼠的血液循环与一只老年小鼠的血液循环连接在一起。其中老年小鼠的心脏具有随着年龄增长而肥大或增大的迹象，有心脏衰竭的前兆[5]。在分享幼年小鼠血液供应的4周内，老年小鼠的心脏开始变小并变得更"年轻"。一种称为GDF11的蛋白被确认为可能的信号，这种蛋白在幼鼠中大量存在，但随着年龄的增长而减少。果然，将这种蛋白注射到老年小鼠体内也同样产生了逆转心脏衰老的迹象。

那么，在对你的分子之躯进行的深入研究中，我们现身处何处呢？到目前为止，我们已经介绍了你的基因组如何形成蛋白质组，以及你生命伊始的细胞如何产生你体内的所有其他细胞。但是，你的躯体还远远不止于此。有句老话叫"人如其食"，这句话在字面意义上是正确的。你进食的蛋白质、碳水化合物、脂肪、矿物质和维生素都在塑造着你自己。在这当中，很大一部分要么被纳入你体内的蛋白质中，要么被用来为身体提供能量。你对自己进食的蛋白质、碳水化合物和脂肪的利用或"代谢"方式会在你的体内产生大量的分子。这些分子通常被称为代谢物。

想想诸如肉类、奶酪或蛋类中的蛋白质，它们在被你咀嚼并吞下之后会发生什么。它们到达你的胃部，在那里浸泡于强酸中，并被部分分解成它们的组分氨基酸，然后进入你的肠道，在那里完成分解。组成蛋白质的氨基酸随后通过肠道内壁输送进入血液，在那里会被你体内的细胞吸收，并被制成细胞功能所需的蛋白质。你血液中的所有这些氨基酸和氨基酸片段都是代谢物，而你体内所有代谢物的总和就是你的代谢物组。如果你对某些食物的代谢能力有缺陷，或者患有糖尿病之类的代谢疾病，那么这些疾病将会反映在你的代谢物组中。

你可能开始考虑："天哪，这个过程永远不会结束吗？难道我需要了解体内的每个分子和细胞吗？"幸运的是，情况并非如此。但是，如果想要知道你的个人操作手册将会使用什么数据来告诉你真正需要知道的事情，以及这些信息如何建议解决你遇到的任何问题的办法，那你应该对这个过程再多点儿耐心。在对你的分子描述中，还有一类你的组成物质必须添加进来：你的微生物组——所有生活在你体内和身上的微生物。

你的身体是人类细胞与生活在你体内和身上的数以百万亿计的其他生物体（微生物）的共生之处。对应于包含着你DNA的每一个细胞，都有近十个细菌细胞，而且它们与酵母菌、病毒和寄生虫一起构成了你的微生物组，它们以我们刚刚开始了解的各种方式对你的健康状况发挥作用。你的身体里存在超过10 000种细菌，它们的种群在不同人之间差别很大。在你的耳朵里或结肠里很有可能生活着未知的细菌和真菌，因为这些生物体中大多并没有在你的体外生长。你身体中允许它们旺盛生长的特殊环境可能很难重现。

你的微生物组中的细菌可能会对健康产生非常直接的影响。例如，你的微生物组拥有你体内大部分的基因处理能力，并且可以代谢某些处方药物。因此，你的微生物组的构成能够影响药物在你身上的效果。你的微生物组还能以其他有趣的方式来影响你的健康。例如，2012年《纽约客》(*New Yorker*)的一篇文章讲述了匹兹堡一名多年来患有左耳慢性感染的男子的故事[6]。他的医生尝试了所有的治疗手段，包括好几种类型的抗生素，还有多种抗真菌滴剂。然后有一天，他出现在诊所，耳朵的感染已被完全治愈。原来，他从自己健康的耳朵里取出一些耳垢放到了他生病的那只耳朵里。几天之后他就痊愈了。据推测，可能是因为他健康耳朵里的细菌取代了他患病耳朵里引起慢性感染的细菌。

《自然》(*Nature*)杂志2012年的一篇综述指出了对于哺乳动物，经过被种类繁多的细菌占据的母体阴道出生的重要性[7]。剖腹产出生的婴儿不一定能沾染上这些细菌，从而可能缺少完整的微生物组，这反过来会影响婴儿免疫系统的发育。2012年，在北美出生的所有儿童中，大约30%是通过剖腹产，这些儿童过敏和哮喘的发病率远远高于阴道分娩的婴儿。

事情还并不止于此。一段时间以来，人们发现被称为幽门螺杆菌(*Helicobacter pylori*)的细菌在胃溃疡的形成中有致病作用，从而造成需要使用抗生素来治疗胃溃疡。但是幽门螺杆菌起初为什么会出现在那里呢？它起到什么积极的作用吗？答案似乎是肯定的：有强有力的证据表明，破坏幽门螺杆菌可能会造成代谢发生改变，从而增加肥胖症的风险。在胃部感染幽门螺杆菌的人群中，在餐后更不易检测到刺激食欲的激素。但对于胃部未感染该细菌的人群，激素水平则保持高位，因此不会有停止进食的信息传递到大脑[8]。研究表明，与未服用抗生素的小鼠相比，摄入与治疗儿童耳部感染相似剂量抗生素的小鼠其体重有明显的增加[9]。这或许并不令人惊讶：在北美消耗的大部分抗生素都被用作膳食补充剂，以促进家禽、奶牛和猪快速生长。

自从路易·巴斯德(Louis Pasteur)发现微生物进入人体可导致感染和疾病，以及亚历山大·弗莱明(Alexander Fleming)

发现可以杀死传染性细菌并彻底改变传染病治疗的神奇药物青霉素以来，我们一直专注于杀死细菌。但是，我们可能矫枉过正。通过服用抗生素来干扰你的微生物组并非没有危险。在接受广谱抗生素治疗的儿童中，多达40%的儿童会出现一种被称为小儿抗生素相关性腹泻的疾病，因为他们服用的药物对占据肠道的细菌造成了严重破坏[10]。大约10%的人携带一种被称为艰难梭菌（Clostridium difficile）的危险细菌。这种细菌在正常情况下受到肠道内生存的其他细菌的制约。但是，当这些伴生细菌遭到抗生素破坏时，艰难梭菌可能会暴发，导致严重的腹泻和致命的结肠炎症。在美国，这种感染每年可导致数十万人患病和14 000人死亡。几乎每一例艰难梭菌感染的原因都是由于应用抗生素治疗[11]。

反过来讲，通过利用一些不同寻常的方法使微生物组恢复到健康状态，能够显著改善健康。例如，粪便移植取自健康捐献者的"好"细菌来替换肠道中的"坏"细菌——那些与炎症性肠病等疾病有关的细菌。将捐献者的粪便样本在结肠镜检查期间置入患者的肠道中，初步临床试验已经显示出显著的疗效。在一项针对克罗恩病和溃疡性结肠炎等炎症性肠病治疗的研究中，采用粪便移植治疗的60例患者的治愈率高达95%。其他一些试验也报道了超过80%的成功治愈率[12]。这一结果非常重要：近百万美国人患有炎症性肠病，他们的生活质量因此而受到严重影响。幸运的是，说服捐献者为粪便移植提供必要的材料并不是什么难事，尽管接受者可能不是那么热衷。

肠胃中的微生物组分解无法被你自己的蛋白质分解的食物，并且它们会在这个过程中产生重要的分子，如维生素B和维生素K。在我们的肠道中和皮肤上，更不用说在耳朵、眼睛、呼吸系统和生殖系统内，健康微生物群能够联合起来抗击有害细菌感染。达到适当的微生物平衡是关键所在，例如，阴道是酵母菌和细菌的居所，而这些微生物通常会相互制约。阴道环境的细微变化可能引起一个种群繁盛生长而压过另一种群，进而导致酵母菌感染。

所以，你的分子之躯必须包含你的个人微生物组。你应当克服对与你共生的细菌的厌恶感；它们是你生命重要的一部分。你的身体是一个紧密协调的系统，由数十亿个微小机器组成，它们必须各自平稳运转，并共同作用才能产生一个活生生的你。

如果你觉得粪便移植和借用耳垢来拯救自己的微生物组的想法似乎有些怪异或令你感到厌恶，那么要知道，不只有你一个人这样想。这反映了西方社会中可能存在的一个问题：我们对清洁的追求可能已经做得过火。许多免疫疾病和自身免疫性疾病在第三世界的发生率远低于西方世界。在北美，近10%的青少年患有哮喘，但在非洲农村则十分少见。可能是需要对免疫系统进行适当挑战来保持其健康。

意识到你的免疫系统有多么复杂，变得脏一点可能是你的个体化医疗方案的重要组成部分。例如，某些免疫细胞含有被称为Toll样受体（TLR）的成分，有助于抵御传染性病原体。在皮肤和其他易受感染处的免疫细胞中，有超过10种TLR存在，而这些TLR对于可与之反应并将其摧毁的细菌类型具有很强的特异性。TLR3、TLR8和TLR9可识别来自病毒的RNA。其他大多数TLR对细菌中存在的蛋白质具有特异性。有一点很清楚，这些受体的不当激活会导致自身免疫问题。例如，TLR4可对某些细菌感染做出反应，人工激活TLR4会引起哮喘症状。

你的免疫系统经过进化来保护你免受细菌和其他感染的侵害，并且在你的身上包含着如此庞大的细菌和其他微生物群，因此，你的微生物组对免疫系统的功能具有重要的意义。你的微生物组和免疫系统很难相互容忍，但它们却彼此依赖。最近的研究表明，在基因相同、性别相同的小鼠中，免疫系统对相同刺激物的反应完全不同。这种影响最终被追溯到每只小鼠体内不同的微生物组构成。因此，从哮喘到关节炎，再到炎症性肠病，这些免疫系统疾病都有可能源自微生物组失衡。

免疫系统经进化而来的与之战斗的生物体，对于正常的免疫功能可能必不可少。早期缺乏对免疫系统的刺激和在此后出现的免疫问题导致了"卫生假说"：相对缺少寄生虫和传染性病原体的洁净成长环境不能实现免疫系统的健康发育，而可能会使它变得过度活跃。过度活跃的免疫系统可不是你想要的：从过敏到免疫系统攻击自身组织造成的疾病，如多发性硬化症或狼疮，所有这一切都可能源于免疫系统过度活跃。

　　避免你的免疫系统变得过度敏感并降低其排斥自身组织的可能性，办法可能就在于使你的免疫系统忙于进行它本应进行的战斗。感染钩虫的人似乎较少患有自身免疫相关疾病，包括哮喘和花粉过敏。这一发现产生了一种相当激进的自身免疫性疾病治疗方法，被称为蠕虫疗法。这听起来没什么危险，但你要意识到：这种疗法包括用你的免疫系统在亿万年的进化中不断抗击的寄生虫来感染自己。蠕虫疗法已被提出用于多种自身免疫性疾病，包括炎症性肠病、哮喘、皮炎、食物过敏，以及多发性硬化症（一种影响30万北美人口的严重的自身免疫性疾病，此种疾病中身体会攻击自身神经元周围的隔离层）[13]。

　　尽管保持你的微生物组处于健康状态并与免疫系统保持平衡看起来是个不错的主意，但我们显然有理由不再退回到变得肮脏。抗生素和疫苗的发展和使用无疑带来了巨大的健康收益。然而，吃些不洁净的食物，尽可能避免抗生素，并受到几次感染，特别是在你年轻的时候，也许并不是一件坏事。虽然我们离详细理解微生物组与健康之间的关系还有很长的路要走，但轮廓正变得日益清晰。我们已经进化出免疫系统来应对各种病菌和寄生虫，从而导致了一种奇特的共生和微妙的平衡。如果你的微生物组受到干扰，那么你自己也会受到影响。

　　在一部名为《法网》（Dragnet）的侦探电视剧中有一句口头禅是"只是事实，女士，只是事实"；而在本章中，我们已经谈论了关于组成你的分子之躯的很多事实。你的基因组、蛋白质组、代谢物组和微生物组仅仅是开始。除此之外，还有更多其他的"组"没有被提及并且有待发现。隐藏在这个分子信息宝库中的事实在于：它为你的身体是否安好，你是否处于疾病早期，以及你正在接受的治疗是否有效这样的探查工作提供了至关重要的线索。所以，现在我们必须找到测量所有这些分子的方法，以便在分子水平上对你进行描述，并将这种描述变成数字形式，然后清楚它的意义。这是下一章的主题。

第4章 你的数字之躯

现在，你可能会问："如果个体化医疗这么重要，那它在哪里？我的医生从没提到过它。我在报纸或者杂志上读到过这类摘要报道，说新的基因测试在未来5年左右就会让我们治愈癌症，但像这样的话人们已经说了20年了。据我所知，目前医学并没有真正发生太大的变化。它看起来多少还是件碰运气的事。"不幸的是，你说的完全正确。

但这一次，情况有所不同。

让个体化医疗成为可能的原因是那个被用滥了的术语"融合"。现在，许多技术已经开始融合，这使得个体化医疗成为可能。源自牛顿和达尔文的技术为我们提供了以下能力：在几小时内通过你的一个皮肤细胞对你的基因组进行测序，通过你的一滴血测量几百种蛋白质或代谢物以表征你的蛋白质组和代谢物组，或者通过分析你刚使用过的卫生纸上的粪便来描述你从未想知道的你所拥有的微生物组。我们拥有源自巴贝奇和图灵，并由费曼设想的纳米技术实现的计算机技术，所有这些都赋予了我们所需的巨大数据存储和处理能力，让我们得以处理由你的基因组、蛋白质组、代谢物组和微生物组构成的海量数据云；这些数据的总和对于你的描述比以往任何时候都更加全面。另外，我们还有来自麦克斯韦的技术，将我们引向电子时代、互联网、社交媒体和当今可供使用的一切遥感设备。所有这些技术逐渐融合在一起，从而能够在分子水平上测量你，以数字化形式存储这些数据，分析你的"数字之躯"以确定你的健康和疾病状况，并在随后提出使你保持健康状态或治疗任何确诊疾病的最佳手段。

你的数字之躯这个概念非常重要，尽管你可能会对关于你的如此详细的信息要以如此易于获得的形式呈现而感到不安，但这种能力不过是数字革命的又一体现。数字革命又称为信息时代，它在短短两代人的时间内几乎改变了我们文明中的一切，除了医学。过去我们使用打字机，而现在拥有计算机。过去我们写信，而现在发送电子邮件。过去我们需要去图书馆查询资料，而现在使用谷歌就能做到。过去我们依赖旅行社，而现在使用亿客行（Expedia）。过去电话并不智能，而且只能固定在一处，但现在的手机所能做到的事情超出我们的想象。过去，我们有唱片和电唱机，再后来还有光盘，但它们也在走上像渡渡鸟那样的灭绝之路，因为智能手机和云服务变成了音乐中心。还有许多其他行业处于转型之中。我们仍然在阅读纸质图书，但亚马逊和Kindle另有打算。我们仍然需要人驾驶的汽车，但谷歌很快就会带来改变。这样的例子不胜枚举，一切都可被简化为数字形式，以便能够很容易地存储、传输、分析和利用。

关于歌曲的例子。一百年前，如果想要听一位歌手唱歌，那你必须驾马车或者发动你那辆福特T型车跑去剧院。或者，你也可以买几张音质粗糙的唱片，它们在留声机上播放时听起来隐约像是原唱，但音效肯定不一样。第二次世界大战之后，随着黑胶唱片问世，情况有所改善，但直到20世纪80年代光盘取代黑胶唱片才发生了完全的改变。到底发生了什么？答案是我们从模拟转向了数字。唱片及其前身依靠获取来自空气中的声音的振动，并将这些振动刻印成唱片蜡制或塑料表面槽道中的微小隆起来记录歌曲。如果让唱片以正确的速度旋转，并将唱针放在唱片的槽道中使其擦过这些隆起，那么唱针就会振动从而让人听到歌曲。这是模拟录音的原理。光盘上的数字录音则完全不同。在数字录音中，声音振动被转换成一串数字，代表着随时间变化的声音频率和强度。在光盘被放入CD播放器时，这些数字通过反转录制过程而被转换为声音。当然，我们现在已经遗忘了CD，而是将网络上的数字串流直接传输到你的计算机或苹果手机上来重建歌曲。与此类似，当创造你的数字之躯时，我们将你的分子信息转换成数字，可以用这些数字来重新创造出你——或者至少是你的尤佳仿造物。它不会完全是你，但它会哼唱几个小节。

它会哼唱什么小节呢？好吧，它最初也会有点粗糙刺耳，但重要的是它将让你能够开始向你数字化的自己提出一些重要问题。你的个人操作手册将开始生效。例如，一旦以数字化格式得到自己的基因组，你就可以问它，自己是不是会对医生开出的药物产生不良反应，这种药物是不是会使你咳嗽，或者它是不是对你真的有效。你可以问它你患上遗传疾病的风险。你可能很快就可以问它，自己有没有机会成为你一直想成为的精英运动员，或者成为一位火箭科学家。更严肃地讲，如果你患上癌症，你将能够对你的癌细胞基因组进行测序，并且询问存在哪些突变基因，以及哪些药物最适合用于治疗。社交媒体和患者互助组织的融合很可能促使你把自己的癌症基因组发布到互联网上，这样你就能知道其他具有类似癌症基因图谱的人做了什么，以及他们的治疗效果如何。这代表了一种相当有趣的权利转移，不是由医生或科学家，而是由患者自己来决定与谁分享哪些信息。

到目前为止都还不错。你的数字之躯还能带给你什么能力呢？还多得很。当你开始监测自己的蛋白质组，比如监测你的血液等特定体液中的蛋白质时，你将会获得更多的数据来添加到你的数字自我中。你必须定期这样做，也许每两三个月一次，以获得数据表明你正朝着一个方向或另一个方向发展，因为你的蛋白质组可能根据你的健康状况而发生了显著变化。如果你有患上关节炎或糖尿病等其他疾病的倾向，你将会看到炎性蛋白或视黄醇结合蛋白相应增多。看到这些"生物标记"蛋白往错误的方向发展，对此的担心可能足以让你偶尔离开沙发。最终，你的蛋白质组将会提供从心力衰竭到肾衰竭、病毒感染、肺病、脑卒中、心脏病发作和癌症等各种疾病的早期预警。当在你的数字自我中存储记录，并随时间推移而审视时，你将会看到自己正在朝着正确还是错误的方向前进，以及自己为了避免疾病全面暴发所做的努力是否有效。你将能够在你的数字之躯上进行试验，看看你的饮食、生活方式改变或者锻炼计划是否正在起到如你所愿的作用。

你的代谢物组和微生物组也将成为你数字之躯的一部分。你的微生物组可能因为过度使用抗生素、不合适的饮食，或者你从母亲那里继承了某种不健康的细菌而失衡。作为补充，你很可能想要将所有这些信息与其他数据（血压、心电图、心率和睡眠模式）相结合，比如用随身佩戴的记录设备收集到的那些数据。最终，当我们能够找到测量方法时，你会想要存储你的大脑连接组（大脑神经元之间的连接）来掌握自己的心理健康，比如你为什么会无缘由地感到开心，而你的数字之躯却显示你并不该如此，反之亦然。所以，问题现在变成了我们如何收集、存储和分析想要的数据，来回答关于最重要的人——你自己的那些问题。

让我们从对你的基因组进行测序开始。桑格开发的DNA测序方法已经被速度更快的下一代测序技术所取代。在目前的技术中，首先是将基因组DNA分解为数千个短片段，然后通过数百万个同时进行的反应来确定这些片段中的每一个序列。随后DNA片段的序列被输入数据库，并通过基因组装配软件进行分析。这种软件依靠寻找具有相同DNA序列区域的片段来重建整个基因组的序列。但该项技术并没有止步于此，新的方法即将出现，可以通过电子技术而不是由桑格发明的化学技术对DNA进行测序。这些方法使用仅比U盘稍大一点的设备，就能够将人类基因组测序所需的时间缩短到几个小时。该设备能够将所要测序的DNA作为长链输入纳米孔——直径为几纳米的孔——并测量碱基穿过该孔时的电阻。每个碱基都具有略微不同的尺寸或电荷，从而表现出独特的电阻特征，由此就能够确定序列[1]。

所有这些关于测序的事情听起来都像是科幻小说，但我们想一想：当你曾是母亲子宫里的一个胚胎时，对你的基因组DNA进行测序并在细胞分裂中造出一个新拷贝的过程需要大约5个小时。在这段时间里，有30亿个碱基对被读取，并有另外30亿个新碱基对产生，相当于每秒16万个碱基的速率，而所有这些碱基对的出错率都低于1 000万分之一[2]。我们谈的是真正实际的纳米技术！我们不必发明任何东西，只要进行逆向工程就行。所以，基因组测序肯定会比现在更快，更便宜。

那么蛋白质组学又是如何呢？我们如何测量不同的蛋白质，从什么组织中提取蛋白质，又如何将数据与健康和疾病关联起来呢？我们的大多数努力都是将血液作为一扇窗口，通过它去了解我们体内正在发生着什么。你的血液沐浴着你身体的每个器官，当血液流过时，每个器官特有的蛋白质会渗入血液之中。据估计，我们通过检测血液中源自某一特定器官的一组仅20种左右的蛋白质，就可以检测那个器官的健康状况。问题是血液中存在几千种蛋白质，而且它们的浓度差异超过9个数量级[3]。换句话说，一些蛋白质的浓度比其他蛋白质高出10亿倍以上，这使得浓度较低的蛋白质难以被检测和量化。

一种用于检测蛋白质组的技术是质谱分析法。血液中的每种蛋白质都具有独特的分子量，而质谱仪十分擅长检测样品中分子的分子量，从而确定样品中所含蛋白质的种类。其他技术使用极具特异性的标记，如特殊的抗体或小分子。它们与特定血液蛋白质非常紧密地结合，但不与任何其他蛋白质结合。例如，通过检测与血液样本相关的特定分子标记的数量，可以确定血液中特定蛋白质的种类和数量。虽然还难以预测哪种技术将会成为赢家，但显然，我们现在有能力在几个小时内检测血样中的数百种，甚至上千种蛋白质，并且花费不到1 000美元。像基因组分析一样，血液的蛋白质组分析将会变得更快，更便宜，而且毫无疑问，在不久的将来，测量100种或更多种蛋白质的花费将不会超过100美元。

目前，在专业实验室中对血液蛋白质进行逐一分析，可在一个星期左右之后向医生报告结果。但是，今后你将直接获得自己更完整版的蛋白质组图谱，用于上传到你的数字之躯，这一天将会很快到来。有很多方法可以做到这一点，例如，维多利亚大学的克里斯托夫·博彻斯（Christoph Borchers）已开发出一种质谱分析技术，该技术可以对干燥的血液蛋白质进行可靠的分析[4]。要想通过这种方法获得你的血液蛋白质图谱，你只需在一张吸水纸上涂抹一滴针刺获得的血液，把它寄到实验室，几天后就将通过电子邮件得到返回的结果，并下载到你的数字之躯。最终，人们可能会开发出一种小型的一次性芯片来实时执行类似的功能。蛋白质组学数据的分析将立即揭示有用的信息，从"坏"胆固醇或"好"胆固醇水平（别再吃芝士蛋糕啦！）到你正在接受的治疗癌症的化疗是否有效，癌症是否复发，你是否有心脏病发作的趋势，还有头部撞击是否造成了脑震荡——简而言之，一个你的健康和疾病状态的完整快照。

用于检测你的微生物组的技术可能与用于破译基因组DNA的基因组测序技术相同，但这次要分析的是取自你的耳朵、鼻子或粪便的，细菌和其他微生物含量较高的样本。微生物的快速基因组测序将通过检测与你共存的细菌和其他微生物的特定菌株的特有遗传特征，来检测它们的存在。检测到的种群将取决于样本取自何处，因为细菌种群会根据它们从口腔、耳朵、皮肤还是粪便中提取而有很大差异。类似地，对代谢物组的检测将取决于样本是从你的尿液、血液、唾液还是粪便中提取，检测使用的技术可能也是质谱分析法。看起来，随着个体化医疗实践变得更加普遍，投资于制造质谱仪的公司似乎是一个不错的选择，到那时质谱分析已成为快速检测生物样本中存在的数百种不同分子的首选技术。你很可能已经熟悉质谱仪：它的简易版本在机场用于爆炸物的检测。

一旦收集到所有这些信息，就需要对它进行存储和分析。存储问题可能比较容易解决，尽管一些人认为并非如此。我们收集到的数据量将会十分巨大，但我们所要做的就是等待一段时间，交由技术来解决问题——至少，这是近代史的经验。数据存储的成本曾经堪称天文数字。在1956年，你需要为购买1GB数据（10亿字节）的存储容量花费1 000万美元。在1981年，1GB的成本为30万美元。到了2000年，成本已经降低到10美元。在2010年，存储1GB数据的价格更是降到了只有10美分[5]。价格下降归因于技术的改进，从而使我们能够以更低的成本制造出存储设备。此外，可供存储数据的设备的尺寸也大大减小。

即便如此，有些人还是会指出，我们谈的是巨量的数据——的的确确是巨量。存储包含约30亿个碱基对的基因组需要大约800MB的存储空间。为了确保准确性，基因经常要被多次测序，因此针对单个人的基因组，通常需要保存大约100 GB，或100 000MB的信息[6]。如此大量的数据存储肯定成本高昂，但问题总有办法解决。首先，你可以只存储自己的基因组与一个公共参考基因组之间的差异。这种策略可以使存储量减少99.9%。或者，你可以将一些细胞储藏在冰箱中，并根据需要重新对基因组进行测序。在100美元或更低的测序成本下，这种方法可能比以电子形式存储数据要便宜得多。

所以你会说："好吧，到目前为止都不错，令人印象非常深刻。我能明白如何生成和存储所有这些信息，可你还是没有告诉我怎么用这些鬼数据来预防或治愈我的疾病，或者让我自己感觉更好一些。"啊，这个……对——是有个小问题。这就是瓶颈所在。本书的读者中，任何人如果想在今后20年中获得高薪、稳定的职位，那就应该争取成为一名生物信息学专家，特别是因为这类职位涉及解释基因组、蛋白质组和其他"组学"信息的大型数据集。为了说明其中的一些困难，让我们看看对于癌症的治疗。每个癌细胞通常具有20～80个突变，这些突变使它有别于正常细胞。那么问题就是，哪些突变基因才是驱动突变——也就是导致癌症生长的突变。癌症生物信息学界目前正在设法解决此类问题，并且取得了一定的成功。然而，根据检测的是身体哪个部位的肿瘤，以及送检样本取自特定肿瘤中的哪个位置，所检测出的癌症可能会表现出不同的突变，而这一事实表明了问题的规模。在为具体一名癌症患者设计适当的治疗方案之前，需要对取自该患者的不同活检组织、不同位置的癌细胞进行多重测序。

尽管如此，你已经可以开始明白为什么个体化医疗的实现越来越有可能。现在，你可以得到一些关于自己的非常详细的分子水平的信息，而且你可以将这些信息以数字形式存储在数据云中，或者如果你不想分享你的个人信息，还可以把它存储在自己的硬盘上。你还可以看到，如何能够利用你所收集的有关自己的数据来帮助检测遗传疾病和寻找治疗癌症等疾病的新方法：只要我们能确定致病基因，就能尝试抑制这些基因。但是，个体化医疗的用途远不止于此——通过将你的数字之躯与数千个其他人的数字之躯进行比对，我们将会清楚地看到这一点。你可能已经熟悉各种背景下的大数据概念，比如收集大城市中闭路摄像机的监控数据。我们越来越擅长于挖掘大数据来获取想要的信息。在2005年伦敦爆炸事件发生的几天内，面部识别软件就从数百台闭路电视的录像中识别出了炸弹袭击者。可以想象，今天要完成同样的任务只可能更快。类似的大数据分析很快就会出现在你的周围，并且利用来自其他人的类似的数据云，将会揭示出极为有趣的信息。

那么，通过将你的数据与来自其他人的数据进行比较，如何能够帮助确定你的病因和适合你的疗法呢？举一个涉及基因型（你的基因组）与表型（你的个人性状）之间关系的例子。对比数千人乃至数百万人之间的基因型与表型，将会详细揭示各种基因如何影响着你的方方面面，从你的发色，到易患口齿不清，再到运动潜能。如果我们分析服用某种特定药物的人群，就可以根据他们的基因组成，来确定谁会出现头晕、恶心、疲劳或其他严重副作用。患有某种疾病的基因型与其环境之间的相关性将开始揭示环境与个体对疾病易感性之间微妙的关系。

对于患有某种疾病的人，利用社交媒体将他们的数字之躯与其他许多患有同样疾病的人的数字之躯进行比较，将会产生重大影响。通过将疾病的严重程度以及各种疗法的有效性与基因组和其他"组学"数据相关联，我们可以期待开发出改进的、面向个体的治疗方法。社交媒体和互联网已经对健康产生了深远影响：超过80%的互联网用户现在使用"谷歌医生"（Dr. Google）来研究健康相关的问题。专注健康和疾病的虚拟社群正在蓬勃发展。其中一个社群叫作"像我一样的患者"（Patients Like Me），它最初设立的目的是让患有肌萎缩侧索硬化（ALS）的人们彼此联系，但其成员群体现在已经涵盖多发性硬化症、获得性免疫缺陷综合征（艾滋病，AIDS）和纤维肌痛在内数百种其他疾病的患者。截至2014年年初，该社群成员数已超过220 000人[7]，它为患者提供了一个交流平台，让大家分享经历和汇报他们所接受治疗的效果。当患者开始彼此分享自己的数字之躯时，将会极大地放大这些网站确定最佳治疗方法的效用。

即使不是共享个人数字数据，一些这样的患者网络也已经在开辟治疗疾病的新方法。"共同治愈"（Cure Together）网络[8]的成立旨在帮助慢性疼痛患者，并允许其成员匿名评价他们尝试的各种治疗方法，从而实现所谓的虚拟临床试验。例如，前庭痛是一种影响外阴的慢性疼痛，患有这种疾病的患者被邀请自报在3年的时间内接受的各种治疗的有效性。在对汇总数据进行的分析中发现，传统的治疗手段实际上会使病情恶化，而其他疗法却有出奇的效果。"共同治愈"网络现在已经拥有针对关节炎、克罗恩病和双相情感障碍等疾病治疗方法的患者评价报告。"共同治愈"平台最近被直接面向消费者的基因组测序和分析公司23andMe收购，该公司将收集患者的遗传信息，以研究这些数据与治疗效果及各种药物疗法相关毒性之间的关系。

患者网络还能支持开发新药来治疗原本无法治愈的疾病。同样地，当患者开始相互分享他们的基因组、蛋白质组和其他个人数据时，这些工作将获得重大关注和强劲动力。这些网络已经取得了一些令人瞩目的成功。例如，PXE International由帕特里克（Patrick）和莎伦·特里（Sharon Terry）于1995年创立，在此之前他们的两个孩子被诊断患有弹性假黄色瘤（PXE），这是一种可导致失明的罕见遗传疾病。PXE International建立起了一个组织库，用于收集来自PXE患者的样本进行基因分析，以试图找到导致PXE的基因[9]。1999年，研究人员利用这个组织库确定了致病基因，并在2007年开发出PXE诊断测试。如果你知道了某种病症的致病基因，那么寻找治疗方法就会变得简单得多。目前许多研究人员正参与寻找PXE的治疗方法。

患者群体和社交媒体还让其他虚拟临床试验得以进行。来自斯坦福大学的拉斯·奥特曼（Russ Altman）及其同事了解到遭受药物副作用影响的患者会尝试在网上查找有关信息，他们发现，同时服用抗抑郁药帕罗西汀（Paxil）和降胆固醇药普拉固（Pravachol）的患者更有可能查找高血糖或高血糖水平的症状，包括脱水、视物模糊或尿频。"以往，联合用药的协同效应很难检测，而这些协同效应不一定是任何一种药物单独使用的副作用，"拉斯·奥特曼评论道[10]："我相信患者能告诉我们很多关于药物的信息，而我们需要找到倾听的方法。"有关帕罗西汀和普拉固相互作用的信息十分重要，特别是对已患有糖尿病的人群，因为事实证明如果同时服用这两种药物，他们的血糖水平将会大幅上升。通过挖掘与抑郁症或高血胆固醇水平有关的患者群体的共享数字数据库，可以非常直接地发现这样的相互作用。

因此，将会有一些技术来衡量你的许多方面以便构建出你的数字之躯，用以分析数据将其与你的健康相关联的方法，以及与其他人分享数据以获得改进诊断和治疗的手段。但我们不会止步于此。所有这些信息将与借助远程感知身体状况的技术所获得的数据结合起来。这些分析将提供有关生命体征的信息，比如心率、呼吸、血压和体温，以及更为专业的数据。监测糖尿病患者的血糖水平是一项特别首要的任务：在美国，近10%的人口患有糖尿病，医疗保健系统每年估计为此花费达2 450亿美元[11]。糖尿病每年导致20多万人死亡，并且可能缩短患者寿命多达10年。糖尿病造成的大部分伤害可以通过使血糖水平保持在一个有限的范围内来预防，许多公司正在开发传感器来测量血糖水平，并通过传感器将血糖水平报告给胰岛素泵，从而使胰岛素泵能够精确注射适量胰岛素。然而，这个过程必须万无一失，因为过量的胰岛素会使血糖降低到可导致昏迷和死亡的水平，这是患有1型糖尿病婴儿的父母最为害怕的事情。

许多其他移动医疗设备正处于规划或测试阶段。在手机上，已经有一些应用程序可以让你做心电图来确定心脏的健康状况。如果你担心节律不规则，可以通过电子邮件将图表发送给你的医生。植入式心脏复律除颤器在检测到心律失常时会给予心脏电击，这种装置正处于测试阶段。每周7天、每天24小时不间断监测心脏功能的心脏绷带现在已经面世，它可以将数据直接传输到你的计算机上。可嵌入小静脉中的传感器正在开发中，用以最早在心脏病发作前1周检测从变薄的血管壁上脱落的循环细胞。这项研究非常重要，因为大约一半的心脏病发作是致命的，仅在美国每年就造成近60万人死亡[12]。如果在猝死发生之前就能对这些事件做出预警，那将会非常有利。类似的嵌入式设备正在研发中，它们可以帮助进行癌症检测（通过检测来自原发肿瘤的癌细胞），或者检测从狼疮到乳糜泻在内的所有疾病。

因此，如果你认为在自己的智能手机上已经有足够多的应用程序，那你就大错特错了。可以用于监控健康状况的应用程序很快就会占据市场的主导地位。除了从身体内外的传感器接收信息以令你能够时刻监测自身健康（难以想象这会给严重疑病患者带来多大的快乐，或者给他们的医生造成多大的痛苦），你的智能手机还能访问你的数字之躯，上传新的数据，并根据需要下载其他数据进行分析。当然你可以在医生的办公室获取你的基因组数据，以帮助医生决定哪种药物最适合你，而哪种药物是你应该避免的。

因此，你的数字化身——你的基因组、蛋白质组、代谢物组、微生物组和其他可能的组学数据的总和，以及随时间推移通过远程检测获得的你的生命体征数字记录——即将来临。这些数据至少会提供丰富的信息，尤其是当你将自己的数字之躯与和你处于相同状况下的其他人的数字之躯进行比较时。剩下的最大的一个缺口就是对这些数据的解读。但正如你从大数据取得的进展中所看到的，它很快就会变得非常精确。

所以你会问，我什么时候能试一试我的这个数字化身呢？我什么时候能拿到自己的操作手册呢？下一章将会说明，在许多方面，基于分子水平的信息让你获得诊断的数字之躯和操作说明现在就能成为现实。你害怕知道答案的所有那些问题很快都能得到解答，如果你想要知道的话。

第5章 革命的迹象

在接下来的5年内，我们就会到达重要的转折点，此时，医疗实践将在突然之间采用个体化医疗的原则。当你第一次进行基因组测序、微生物组分析、代谢物组化验、蛋白质组测量，然后坐下来与你的医生或保健教练讨论所有这些关于你的明确的数据意义之时，你将会体验到令人难忘的个人转折点。这些数据是如此精确和包罗万象，它不仅会揭示你可能出现的问题，甚至还会显示出你昨天早餐吃了什么，或者你养的狗是什么品种。这些信息对你和你的生活方式产生的影响，将会比你所经历过的任何其他技术进步都要大。回忆一下，当你刚开始使用谷歌时，你突然之间就能访问世界上的所有信息，而现在还能想象在此之前自己是如何进行信息搜索的吗？或者，如果你的年龄足够大，当你开始使用电子邮件，突然之间能够免费与世界各地即时交流，还记得那时的感觉吗？再或者，如果你已是上了年纪，还记得第一次意识到拥有自己的电脑其实很有用处的时候吗？还有，假如你是像本书作者一样的"老古董"，还记得你第一次拿起一个手持计算器来算乘除法，还能求平方根的时候吗？那么个体化医疗革命将会胜过所有这些。

革命的先驱们就在我们身边。

尽管由于牵涉庞大的制度、技术和社会问题而进展比较缓慢，但你的数字之躯的早期版本其实已经开始出现。医学界极度保守的本能对此也没有什么帮助。你的数字之躯的第一个表现形式是（或者将会是）你的电子病历（EMR），有时也被称为你的电子健康记录（EHR）。最初引入EMR的尝试可以追溯到20世纪60年代末；在20世纪70年代，退伍军人事务部（Department of Veterans Affairs）拥有了一套有效的计算机电子病历系统，由此确立了EMR减少医疗差错的能力。缺乏标准、安全顾虑和回避等一些问题妨碍了EMR的普遍采用，直到2009年，奥巴马总统历经挫折才推动将《卫生信息技术促进经济和临床健康法案》（Health Information Technology for Economic and Clinical Health Act）纳入法律。该法案规定，为接受政府医保的患者提供治疗的医生和医院应向EMR过渡。

不过，令人惊讶的是，2012年（有记录的最近一年）美国72%的医生使用了各种形式的电子健康记录，使用比例从新泽西州的54%到马萨诸塞州的89%不等。2009年，只有48%的医生使用了EMR。而现在，EMR并不是那么复杂，它包含着你的完整病史的数字存储，其中包括药物和过敏史、免疫状况、实验室检测结果、放射影像、生命体征，以及年龄和体重等个人统计数据。缺乏EMR意味着数不清的重复、书写潦草造成的错误、对既有病症缺乏了解，以及那些拒绝进入远在20年前就已被其他人接受的数字时代的医生，持续给患者带来的无奈。有多少次，当你去看医生时，却又一次被问到相同的问题，或者被要求做你已经做过的检查，原因仅仅是医生无法获得你的EMR？

必须承认，造成拖延的一些原因并不是医疗界的错。隐私是一个巨大的问题。由于你的EMR是电子形式，因此容易受到黑客攻击，就像你在电脑、信用卡、公司或银行存储的任何其他个人数据一样。显然，你不希望保险公司或雇主未经你的允许就掌握你的医疗记录。但是，如果你的银行可以为你提供一个安全的在线系统进行金融交易，为什么不能为你的医疗信息也创造一个这样的系统呢？无论如何，阻碍通用EMR的数字化大坝显然已经决堤，而且我们终于进入了医学的数字化时代。

假如你拥有一个电子病历，那么你能掌控它吗？你应该能够这样做——毕竟，这完全都是关于你的。但是所有权可能不这么简单，购买了EMR系统的医生可能觉得系统里关于你的信息应该属于他们。往往存在着一个奇怪的区分：医生或医院拥有你的病历，但你拥有自己病历中的数据。无论如何，如果你的病历被数字化，那你就应该掌握一个数字拷贝。

接下来的一步，是要将你的基因组、蛋白质组、微生物组和所有其他数据添加到你的EMR中，以获得更完整的数字版的你。这种个体化数据云的发展及其效用的早期迹象正在被少数人看到，他们可以获得目前所需的复杂资源，以便在分子水平上详细地研究自己。一个例子是来自斯坦福大学的遗传学家迈克尔·斯奈德（Michael Snyder）。通过遗传分析，他了解到自己有很高的风险患上2型糖尿病[1]。"我以前认为我的家族中没有人患2型糖尿病，也没有明显的风险因素，"斯奈德说，"但我通过基因组测序了解到，其实我对这种病有遗传倾向。"他决定利用自己实验室的资源来研究他的分子之躯，以收集和解释这些数据。在历时14个月的时间里，斯奈德为蛋白质组和代谢物组分析进行了20次抽血，以用于构建由他的研究团队命名的"综合个人组学档案"（iPOP）。在这14个月中，斯奈德有过两次病毒感染，而且在第二次感染期间，他的血糖水平飙升。斯奈德随后被诊断出患有2型糖尿病，为了应对病情，他改变了自己的饮食习惯，并加强了日常锻炼。6个月后，未经任何药物治疗，他的血糖水平就恢复了正常。由于知道自己易患糖尿病，他在发现血糖水平变化时，就能立即采取行动，从而阻止了疾病发展。"这是第一次有人利用如此详细的信息来积极管理自己的健康，"斯奈德说。他补充道，"现在，这种分析还非常昂贵。但我们必须期待，就像全基因组测序一样，它也会变得便宜得多。我们还得考虑到预防疾病给社会带来的节约。"

像迈克尔·斯奈德这样的人正在为未来的医学实践指明道

路。它将会更加主动，而不是被动；在为时已晚之前尽早发现疾病。显然，我们当中没有多少人能够拥有斯奈德那样的资源来收集或解释所需的分子水平的数据。然而，已经有许多从事基因组、蛋白质组、代谢物组和微生物组分析的企业涌现出来。现在全世界有20多家公司和机构能够为你提供基因组测序，比如美国的宜曼达（Illumina）等公司和中国的北京华大基因研究中心（BGI）等机构。BGI在2011年已拥有超过4 000名员工，现在员工人数想必又有很大增加。作为关键机构，它参与了"千人基因组计划"项目。该项目旨在对来自不同种族的1 000人进行测序，以深入了解人类遗传变异。项目取得的数据已于2012年在《自然》杂志上发表。随着高通量分析所需技术的发展，几乎每天都有从事蛋白质组、代谢物组和微生物组特征分析的新公司出现。

对结果数据集的解读可能会是将这些分子水平检验的获益扩展到一般人群进展缓慢的限制性因素。大部分解读工作将首先由特定疾病领域的专家组进行，他们分析成百上千名患者的数字记录，以发现哪些组学数据的组合能够提供最准确的诊断，或者为个别患者建议最合适的治疗方法。机器学习技术，比如亚马逊公司根据读者购买历史来推荐图书所使用的技术，也有可能用于检测数据中的模式。然后，我们将会编写出计算机算法，以将这些发现应用于其他所有人。你，或者你的医生将会利用这些"专家系统"算法来分析你自己的特定数字数据云，以诊断疾病和决定治疗方案。这种全新过程具有重大意义。随着世界各地具有相似组学特征和患有相似疾病的人的数据得到分析，专家诊断和预后系统将不断完善，而且这些系统一定能够给出比你的医生目前所能提供的更可靠、更个体化的医疗建议。当然，如果有医生在，那对你来说还是更好，但你的医生将不再是你现在熟悉的那种。

未来的医生不只会坐在你旁边为你检查身体，还需要与你一起分析你的数字之躯，不仅让你留意健康和疾病的信号，还要留意最新的解读方法，指出你的生物数据中正朝着错误的方向发展的趋势，并帮助你找到扭转这种趋势的方法。你的医生要从你的疾病管理者变成你的保健教练，与你一起组队合作，使你保持最佳的健康状态。这种关系不同于目前我们大多数人与医生的关系。

这种关系变化的最初迹象已经显现，而并非每位医生都对此感到高兴。我们中的许多人正在成为我们自己的医生：我们手握从互联网上收集来的信息，在走进医生的办公室时，已经自作主张对自己的病情作出了诊断。我们当中有80%的人一感到身体有恙就会使用互联网。这种现象产生了像"网络疑病症"（cyberchondria）这样的说法：患者痴迷于搜索网络，寻找他们的任何疑似症状，每次总会发现自己患上了某种特别严重的不治之症。但互联网研究确实会起到有益的作用，而且对许多人来说必不可少。

我们当中的许多人都没有个人医生可以求助，唯一的办法就是"谷歌医生"。对于那些有医生可以求助的人来说，谁的医生又真正加入到了数字时代呢？一个你可以发送电子邮件来进行电子预约的医生？当因为肠道疾病而来到当地医院的急诊室时，有谁的医生可以在他或她的办公室即时得到最新的X线扫描结果呢？有谁的医生会浏览最新的科学文献，并且打电话告诉你对你很重要的一些近期发现呢？即便只是前两个问题，我们当中也没有多少人能做出肯定的回答，这使得看医生有时令人沮丧，而"谷歌医生"却很令人向往；而且，没有什么人的医生保持跟进科学文献，并能够分析你的数字数据来确定有什么新发现与你相关。所以现在，如果你想要利用个体化医疗的好处，那就只能开始尽你所能地自己动手组建你的数字之躯，把你的医生当作倾听者来帮助解释你的发现。有些人可能会抱怨不得不这样做，但这的确非常能赋予我们力量。获取你自己的数据信息并用它来回答你对自己的问题，是揭秘你的身体健康和疾病的第一步，并且构成了个体化医疗革命的最初阶段：

你终于得到了自己的操作手册所需的信息，并且利用它来照料自己的健康。

推动这种转变的力量是深远的。医生会说，在自行用药之前，你应该先去看医生。据估计，通过简单的"谷歌医生"搜索来查找你的症状与疾病的关联，60%的情况下能够得到正确的自我诊断结果[2]。可见使用这些网上信息来确定自己应该服用哪种药物并不是一个好主意，因为有40%的可能你是错的，但医生也常常出错，据估计，在美国，在医生对致死疾病作出的诊断中，有高达15%的病例在尸检中被证明是错误的[3]。对疾病作出准确的诊断绝对是成功治疗的关键。把肺癌问题当成肺炎治疗是不可能治愈的。

而这正是包含基因组、蛋白质组和其他分子数据的你的数字之躯发挥巨大影响力的地方，因为当你问自己的分子之躯自己遭遇的是什么问题时，对此得到正确答案的机会相比询问"谷歌医生"或你的医生要大得多。然后，你在互联网上的搜索将采用一种不同的形式：你不会过多地问自己出了什么问题，而是更多地问最好的治疗方法是什么。例如，你会通过社交媒体将自己的数据与患有类似疾病的其他人的数据关联起来，从而了解哪种疗法的效果最好。除了向医生提供诊断信息之外，你还可以带上潜在的治疗选择，并与医生商谈治疗你已经患有或倾向患有的疾病的最佳方法。

通过探询你的数字之躯而作出如此准确的诊断，其原因在于，其中包含的分子水平信息由许多易于测量的分子生物标志物提供——例如以遗传特征或特定蛋白质水平的形式，给出关于你的患病风险或实际病情的准确信息。遗传生物标志物长期以来被用于诊断许多遗传疾病。其中的一个例子是脂质贮积病，例如戈谢病。这种疾病的病因是一种可使鞘脂这类相对不溶性化合物分解的，被称为溶酶体葡糖脑苷脂酶的蛋白质发生了突变。通过检测该蛋白质基因编码的突变，可以确切地诊断出戈谢病。戈谢病的后果十分严重：最凶险的情况会导致患者在2岁时因脑损伤而死亡。这些脂质贮积病相对罕见，发病率为每4万至12万名活产新生儿中就存在一例，全球数千人受此病影响[4]。然而，已经有可以通过简单的遗传标志物来检测遗传疾病的实例。在产前筛查中发现此类生物标志物往往导致孕妇决定终止妊娠。

　　一个涉及你的基因型与药物使用效果之间关系的、被称为药物基因组学的领域提供了另一个例子来说明你的完全数字之躯的前身如何对医疗实践产生影响。如果你的基因组成不适于某种药物，那么服用这种错误的药物可能会带来可怕的后果。除此之外，知道处方药是否真能对你起效也是一件好事。但我们身处其中的药物文化加剧了这种危险。在北美人口中，有50%的人服用某一种处方药，并且65岁以上人口平均服用5种以上的药物，这造成了很高的药物不良反应潜在风险。

　　讽刺的是，对于许多药物，我们已经知道那些预测副作用的遗传标志物。美国食品药品监督管理局（FDA）批准的120多种药物已有确定的遗传生物标志物可以用于指导特定某个人是否应该服用该药物[5]。当你从药剂师那里取药时，这些生物标志物经常就在药物附带的包装插页上有所说明。这些信息在目前肯定是毫无用处，因为你和你的医生都不知道你的基因图谱，所以也没法知道你对开出的任何药物的反应是好还是坏。因此，开具药物处方是一个试错过程，而且具有相当大的危险性。药物基因组学的应用——将你的基因组成与你的身体对特定药物的反应关联起来——有望解决所有这些问题。你所要做的就是询问自己的数字之躯，这种药物对你会有什么影响。

　　一段时间以来，药物基因组学被用于指导是否应该为特定个人开具某种药物的处方。但是，这些测试通常在医院环境中逐一进行，以发现某种特定药物是否有效。例如，抗癌药曲妥珠单抗（赫赛汀）被用于治疗乳腺癌。但如果患者的癌细胞不产生与赫赛汀结合的蛋白质，那么赫赛汀就毫无用处；因此，通常会进行简单的基因测试来帮助医生决定是否采用这种药物。

问题是，我们需要让这些测试能够普遍用于更常用的药物，包括药店柜台出售的非处方药。对乙酰氨基酚（泰诺）是使用最广泛的止痛药之一，而且被认为是一种非常安全的药物。可是对于带有 CD44 基因突变的人来说，泰诺可能会造成急性肝损伤；甚至推荐的剂量也可能危及生命[6]。对于其他药物，我们的基因决定着应该服用的剂量。华法林是一种用于心脏病发作和防止脑卒中患者形成血栓的血液稀释剂。带有 VKORC1 基因突变的人——对应于大约37%的高加索人和14%的非洲裔——对华法林代谢不佳，因此应当接受较小剂量的药物以减少不良反应[7]。90%的常用药物在肝脏中被属于细胞色素 P450（CYP）家族的蛋白质分解[8]。个体接受的剂量应当根据该个体分解药物的蛋白质是否表达过高或过低来进行调整；否则的话，药物可能无效或者产生不可接受的毒性。

显而易见，有必要使我们所有人都能进行这些基因测试，以保护我们免受药物不良反应，尤其是考虑到为我们开出的处方药种类如此繁多。这已经在实践当中。例如，在印第安纳州，大卫·弗洛克哈特（David Flockhart）正在引入一种简单的基因测试，以指导大约50种常用处方药在医院门诊部的处方实践，以期改善疗效和预防药物不良反应[9]。同样，马丁·道斯（Martin Dawes）在不列颠哥伦比亚省率先努力引入一项基因测试，以指导家庭医生对100多种药物的处方实践[10]。该项测试针对65岁以上患者以及服用10种或更多种药物的患者——这一人群有很高风险出现药物不良反应。值得注意的是，这项创新标志着世界上第一次，在北美开出85%的药物处方的家庭医生可以获得遗传信息，以帮助他们做出更明智的决定——尽管在许多情况下，这些影响药物处方的遗传信息在20多年前就已可供使用。

弗洛克哈特和道斯工作的核心关注点在于开发临床决策支持系统（CDSS），以帮助医生解释遗传数据。虽然医生们都知道遗传差异可以影响患者对药物的反应，但很少有人接受过正规的药物基因组学培训。CDSS将会基于计算机，并且首先由具有丰富药物基因组学和遗传咨询经验的医生组成的专家组生成。一旦专家组达成一致意见，为具有一组特定遗传生物标志物的患者推荐处方操作，就可以编制出与专家组达成相同决策的相应计算机算法。该算法将被编程到患者的EMR中，从而当医生输入患者的药物处方时，就会出现弹窗，显示这种药物是否适合该患者，以及合适的剂量是多少。CDSS提供的帮助只是刚刚开始。随着包括全基因组序列数据或其他蛋白质组和微生物组数据在内的更多数据添加到你的数字之躯当中，这样的支持系统将变得更加复杂和精巧，并且具有更强的预测能力。

人们对于通过药物基因组学测试来指导抗癌药物个体化给药的需求虽更加迫切，但只能慢慢得到解决。在这里，你的基因组形式的数字之躯可以用来确定你是否会因化疗药物而遭受不良反应。加拿大一个试验组在预防儿童药物不良反应方面发挥着主导作用。该试验组的名称为儿童基因型特异性疗法（GATC），由迈克尔·海登（Michael Hayden）和布鲁斯·卡尔顿（Bruce Carleton）带领，主要研究顺铂诱发耳聋和阿霉素诱发心肌毒性（心脏毒性）[11]。顺铂是一种极其重要和有效的癌症治疗药物。每年有超过100万名新患者服用顺铂来治疗肝癌、卵巢癌、脑癌、肺癌、膀胱癌及头颈部癌症。然而，顺铂也是一种非常糟糕的药物。它会导致10%～38%的患者永久性听力丧失，姑且不提其他副作用。14岁以下儿童的情况更糟：近40%的儿童会出现严重的听力丧失。

为什么有些儿童会出现严重的听力丧失，而另一些却不会呢？这与他们的基因构成有关吗？海登和卡尔顿正在试图解答这些问题。他们招募了160多名儿童，并将因顺铂治疗而失聪的儿童的基因型与未失聪儿童的基因型进行了比较。他们发现，对于在与听觉相关的基因 COMT（儿茶酚-O-甲基转移酶）上发生突变的儿童，如果接受顺铂治疗，造成失聪的概率高达90%[12]。还有一些不带有这种突变的儿童接受顺铂治疗时仍会发生失聪。

现在，要寻找的是可能也受顺铂影响的其他听力相关基因，这将提高测试的灵敏度。

你可能会说，这一切听起来很好，但是如果一名儿童的潜在听力损失测试呈阳性，有没有什么药物能够代替顺铂呢，而且假如不使用顺铂，就能保证不会把孩子的生命置于危险之中吗？没错，你问得很对，但基因测试推动了防止顺铂毒性的药物研究。其他研究旨在开发新的方法向肿瘤更精准地递送顺铂，而避开对听力发挥作用的组织。作为一种"伴随诊断"，基因测试的存在为开发此类药物提供了动力。生产这些药物的公司将能够识别出那些能从中受益的患者，并能够为他们的产品收取溢价。

对诸如听力丧失等毒副作用的风险进行基因检测，可能会产生意想不到的情绪后果。一位儿科医生讲述了他的一位患者的故事。那是一位3岁的女孩，患有脑癌。她的预后很差：医生估计她大概还有6个月的生命，就算采用化疗可能也只有9个月。她的父母在同意接受对自己的女儿采取包括顺铂的化疗之前，询问能不能给她做听力损失易患性检测。医生不解地问道："为什么呀？不管她的检测结果是不是阳性，只要我们对她进行治疗，你们就会多得到一点时间来陪她。"父亲回答说："大夫，您不明白。我女儿刚开始说话；实际上，她会说两种语言（父母来自不同种族背景）。我们就想能尽量和她多说说话。"

阿霉素广泛用于治疗血癌、乳腺癌和大多数儿童癌症，是另一种可怕的抗癌药物。在北美，每年有近100万人接受这种药物的治疗。它非常有效：儿童癌症存活率已从20世纪60年代的约30%提高到今天的80%以上，部分归因于阿霉素的使用。但它仍然是一种可怕的药物。在10%～30%的患者中，心脏功能可能明显受损；在严重情况下，可能发生心力衰竭，由此导致的死亡率超过60%。大约20%接受阿霉素治疗的儿童将会面临终身心脏功能下降，或者需要心脏移植。但患者对阿霉素的反应差异很大。一些患者可以耐受高达正常值3倍的剂量，而另一些患者在任何剂量下都会遭受心脏损害。同样地，通过比较能够耐受和不能耐受高剂量阿霉素的人的遗传特征，研究人员开始发现有一种生物标志物可以作为化疗方案的组成部分，指导个人是否应当接受低剂量，或任何剂量的阿霉素治疗。在这个实例中，具体的生物标志物是在一种将诸如阿霉素等药物从细胞中排出的蛋白质中发生的突变。该项测试能够预测有谁会遭受心脏毒性，其准确率达75%[13]。幸运的是，在这种情况下，对那些有风险的患者有一种可能的替代方案：一种将阿霉素包装到小囊泡中的制剂，它具有相似的药效，但潜在的心脏毒性却大大降低。

针对许多其他抗癌药的生物标志物正在被开发和接受验证，以识别出那些处于不可接受的风险下的患者。具体的例子包括长春新碱和基于紫杉醇的药物，它们可能产生周围神经损伤，从而导致手脚麻木或疼痛。但是，存在风险的药物并不仅仅包括毒性很强的药物，如许多抗癌药物。很多常用药物也有重大风险。例如，确定你是否能够快速代谢可待因等止痛药是十分必要的。可待因之所以能够起到止痛的作用，是因为它在你体内通过肝脏中一种称作CYP2D6的蛋白代谢产生吗啡。一些人携带这个基因的不止一个拷贝，或者携带其他突变可导致可待因迅速转化成吗啡[14]。所以，如果你的代谢速度快，又刚刚成为母亲，那么在母乳喂养孩子的同时使用可待因控制产后疼痛可能会导致婴儿血液中的吗啡含量达到可能致命的水平。你一定要事先知道这个信息。

对基因组中突变的识别正越来越多地促进个体化医疗的发展。一个主要的例子是单克隆抗体。抗体是由免疫系统产生的蛋白质，用于识别细菌或病毒等入侵者。抗体能够结合细菌、癌细胞或被病毒感染的细胞等靶细胞表面的特定分子（称为抗原），并标记该细胞以便由免疫系统的其他组分将其摧毁。在20世纪70年代中期，剑桥大学的色萨·米尔斯坦（César Milstein）及其同事发现了大量生产单克隆抗体（mAb）的方法，利用这些抗体可以识别细胞表面几乎任何目标抗原[15]。这种方法使得人们能够开发出识别患者特异性抗原的mAb。最著名的例子是赫赛汀,它能够结合在大约25%的早期乳腺癌患者身上过度表达的HER-2蛋白,并且可以提高转移性乳腺癌患者的生存率[16]。在本例中,首先要进行基因测试,以确定患者的肿瘤是否过度表达HER-2蛋白,因为如果不是这种情况,那么赫赛汀就不会带来任何益处。

还有一些其他药物,旨在将通过基因分析鉴定出的,由缺陷基因产生的特定致病蛋白作为靶标。这些分子靶向药物特异性地抑制与疾病相关的特定蛋白质的功能。例如,大约4%的非小细胞肺癌患者由于两个特定基因融合在一起而产生了一种蛋白质,其带有导致癌症生长的突变。一种名为赛可瑞的药物可以抑制有缺陷的基因产物,并使携带致病基因的大多数患者的肿瘤缩小或稳定。理查德·海姆勒(Richard Heimler)是两个孩子的父亲,也是肺癌联盟(Lung Cancer Alliance)的活跃成员,他在44岁时被诊断出患上了非小细胞肺癌。他写道[17]:

> 我在2004年接受了右肺切除术(肺摘除)。两年后,我被诊断出患有一个小的恶性脑瘤,并经过手术将它切除。随后进行了六个月的化疗。一年后,我被诊断出在肋骨下有一个小的恶性肿瘤,并成功切除。再一年后,我被诊断出患有另一个小脑瘤,并接受了伽马刀放疗,成功地摧毁了肿瘤。而后一年,我被诊断出在左肺上有多个小肿瘤并立即开始了化疗。

在特定突变赛可瑞靶点测试呈阳性后,海姆勒在一项试验中接受了赛可瑞治疗。今天,海姆勒报告称,他的肿瘤已不再出现在CT扫描图上,这证明了个体化医疗的效力。赛可瑞已在2012年底获得FDA批准[18]。

Kalydeco是另一种靶向药物,用于治疗单基因病——仅由一种缺陷基因引起的疾病。囊性纤维化（CF）是一种单基因病，由 *CFTR* 基因缺陷所引起；该基因编码使氯离子转运通过细胞膜的 CFTR 蛋白。CF 患者肺部有黏液，导致慢性肺部感染；其他症状包括胰腺瘢痕形成、消化功能受损和不孕症。就在 20 世纪 80 年代，CF 患者的寿命一般不超过 14 岁，但如今他们的预期寿命已达约 35 岁，这主要归功于疾病控制方法的改善，比如清除肺部黏液的方法[19]。然而，Kalydeco 的目标是治愈，而不仅仅是控制这种疾病。这种药物与一种在 3% ～ 5% 的 CF 患者中发现的有缺陷的 CFTR 蛋白结合，并改善其功能[20]。来自澳大利亚维多利亚的亚历克斯·帕克（Alex Parker）在 6 个月大时被诊断出患有 CF，在遗传分析表明她携带可由 Kalydeco 治疗的特定突变之前，她已患病 23 年。据帕克描述，CF 带来像重感冒那样的鼻塞和嗜睡，同时伴有腹胀和胃痛[21]：

> 你每天早上醒来都挣扎着呼吸。你一吃东西就感觉恶心。你强迫自己进行锻炼，希望这可以把黏液从你的肺里清除出去。然后有一天，他们每天给你两粒蓝色小药片，你所有的痛苦几乎立刻消失了。你的梦想开始变成现实，你开始过上充满活力和乐趣的正常生活。这就是发生在我身上的事。这就是我开始服用 Kalydeco 那一刻发生的事。

这无疑是基于高度个体化的方式进行治疗的又一证明。

遗传生物标志物还带来了预防疾病的重大措施。*BRCA1* 基因在乳腺组织和卵巢中表达并编码一种蛋白质，这种蛋白质帮助修复受损（突变）的 DNA，或者在无法修复时触发自杀过程来摧毁细胞。*BRCA1* 基因的突变可以导致修复发生缺陷，或者产生细胞自杀蛋白，致使细胞不受限制地增殖。携带该突变的女性一生中患乳腺癌的概率约为 60%（而普通人群为 12%），而且患卵巢癌的概率为 40%[22]。

因此，*BRCA1*基因突变为罹患乳腺癌的风险提供了一个重要的生物标志物。知道你是否带有这种生物标志物能够产生相当大的影响，正如女演员安吉丽娜·朱莉（Angelina Jolie）的例子所说明的那样。她的母亲在56岁时死于乳腺癌。朱莉在38岁时接受了基因组分析，发现她对*BRCA1*突变呈阳性。朱莉说，医生告诉她，她的特定突变导致患乳腺癌的风险是87%。2013年，她先发制人，进行了双乳房切除术。她写道："癌症是一个让人心生恐惧的词，它让人产生一种深深的无力感。但是今天，有可能通过血液检查来发现你是否易患乳腺癌和卵巢癌，然后采取行动。"她还认为："做乳房切除术的决定并不容易。但这是我很高兴做出的一个决定。我患乳腺癌的概率从87%降到了5%以下。我可以告诉我的孩子们，他们不必担心因为乳腺癌而失去我。"[23]

基因分析还可以用于开发针对艾滋病病毒/艾滋病（HIV/AIDS）等传染病的个体化疗法。众所周知，病毒突变迅速，一名患者感染的毒株可能与感染另一名患者的毒株大相径庭。不列颠哥伦比亚省艾滋病病毒/艾滋病卓越研究中心主任胡里奥·蒙塔纳（Julio Montaner）利用基因分析来检测患者感染的病毒的特定基因谱。正如他所说，"这项技术对患者的生命将是无价的。我们将能够通过基于患者的独特病毒株提供个体化医疗来快速治疗患者。这将有助于我们节省时间和金钱，同时也将显著减少新增艾滋病病毒感染和艾滋病病例。"[24]对于蒙塔纳而言，这代表了他与艾滋病漫长斗争的下一步。他是20世纪90年代引入抗艾滋病病毒三联药物疗法的主要贡献者，这种疗法有效地将艾滋病从致命疾病转变成了一种慢性病。

遗传疾病的遗传生物标志物还有助于集中力量治疗无法预防的疾病。1993年，研究人员发现了一种名为*ApoE*的基因与晚发型阿尔茨海默病之间的联系，该基因编码一种参与血液和大脑中胆固醇运输的蛋白质。*ApoE*有三种变体，称为*ApoE2*、*ApoE3*和*ApoE4*。携带两个*ApoE4*基因拷贝的个体患阿尔茨海默病的风险是普通人群的20倍[25]。这一发现使得研究重点集中在*ApoE4*与阿尔茨海默病之间的关系，包括确定*ApoE*是否在溶解与阿尔茨海默病相关的独特淀粉样斑块中发挥作用。

诸如*ApoE4*基因等生物标志物的发现也使那些可能有高风险罹患阿尔茨海默病或亨廷顿舞蹈症等目前无法治愈的疾病的人群进退两难。问题在于，如果一种疾病没有办法治愈，那你还想知道自己会不会患上它吗？总体而言，事实证据表明，大约一半的人将会消极应对，要么不愿意接受遗传疾病检测，要么就算愿意接受检测，也只希望向他们提供可以采取行动的疾病的信息——疾病要能够治疗。另一半人将会希望完整地了解数据，并据此采取行动以降低风险。

最后，了解你的风险在哪里非常重要，因为你总是能够做些什么，其中有些事无法凭直觉想到。温哥华不列颠哥伦比亚大学的研究人员最近对患有轻度认知障碍的70～80岁妇女进行了一项研究[26]。这些妇女被分配到三个组中分别进行重量训练、有氧训练或平衡-强健肌肉训练。在每个项目中，参与者每周锻炼2次，持续6个月。在研究结束时，那些参加过重量训练的人表现最好：她们在衡量注意力、记忆力和冲突解决等高级脑功能测试中的表现优于其他组。

因此，举重可能有助于预防或延缓痴呆。谁会想到会是这样呢？但是，仔细想想看，这或许有它的道理。当你锻炼身体时，特别是当你举起重物时，你不仅仅是在锻炼举起重物的肌肉，而且也在锻炼向肌肉传递举重信息的神经。这些神经在你的大脑中是与生俱来的，你越是绷紧肌肉，你的神经就越强烈地刺激肌肉。神经由成束的神经元组成，这种类型的细胞还参与感知和意识等更高级的大脑过程。就像运动已被证明可以刺激肌肉中干细胞的产生一样，通过锻炼你的神经，有可能在你的大脑中生发出更多的神经元干细胞。这对认知功能来说想必是件好事。

即使没有治疗办法，了解你可能具有的遗传问题仍然可以带来其他好处。正如伊莱恩·维斯特维克（Elaine Westwick）2011年在博客中详细谈到的[27]，安吉拉·弗朗西斯科（Angela Francesco）的母亲和她的祖母都患有亨廷顿舞蹈症。这是一种影响肌肉协调和认知的退行性疾病，不可阻止地导致死亡。亨廷顿舞蹈症是由亨廷顿基因突变引起的。亨廷顿基因即 *HTT* 基因，与只会增加你患病风险的突变基因 *BRCA* 或 *ApoE* 不同，*HTT* 突变必定导致患病。弗朗西斯科不想知道自己的状态——直到她计划结婚。她接受了亨廷顿舞蹈症遗传生物标志物的测试，结果并不好："当我们走出诊所时，我感觉糟透了。我无法想象生活要如何继续。但它还是继续了下去。我第二天就回到了工作，开始规划我们的未来，一长段假期，我们的婚礼，我们共同的房子，我们要孩子的计划……"她想要生一个没有亨廷顿舞蹈症的孩子，这个愿望促成她和丈夫用捐赠的卵子进行体外受精，然后她怀孕了。在她的博客上，弗朗西斯科写道："有人给了我们一份难以置信的礼物，这份礼物让我们（在我们的家庭中）为子孙后代阻止了一种致命的疾病。"

基因组生物标志物不仅用于预测药物不良反应，还可用于指导治疗。目前实践中的个体化医疗主要聚焦在识别癌细胞中存在的遗传生物标志物，以及使用这些信息来指导癌症治疗。另外，有大量的努力正在进行当中，以期从根据癌症起源（如乳腺癌、肺癌、前列腺癌、胰腺癌等）对患者进行治疗的当前体系，转向至少部分以癌症的基因构成为基础的治疗体系。这种转变已得到越来越廉价的测序技术的支持，但仍存在许多挑战。识别确实帮助癌细胞生长的所谓驱动突变是一个特别关键的问题。这些突变是你想要加以干预的。接下来的问题是寻找药物来抑制这些驱动基因的表达，或者干扰它们产生的蛋白质的功能。

在利用基于遗传的个体化方法改善癌症治疗方面，我们所做出的巨大努力实在令人印象深刻。休斯敦的MD安德森癌症中心正在实施一项30亿美元的"登月"（moonshot）计划，使用基于基因测序技术的方案来治愈乳腺癌、白血病、肺癌和前列腺癌[28]。英格兰基因组学公司已宣布一项对多达10万名癌症患者的基因组及其癌症基因组进行测序的计划[29]。安大略癌症研究所已经制订了一项数十亿美元的计划，旨在利用个体化医疗手段"在我们的有生之年治愈癌症"，项目重点放在癌症基因组测序。在欧洲和北美，没有任何一个主要癌症中心不存在类似意愿的大规模行动。那么，这有效吗？让人感到乐观的实例已经开始出现。

2010年，温哥华不列颠哥伦比亚省癌症中心的研究人员在《基因组生物学》（*Genome Biology*）期刊上报道了基因组数据如何影响癌症治疗的首个实例，文中介绍了一名舌癌患者的病例[30]。治疗的第一阶段是手术切除肿瘤，后续进行了放射治疗以杀死任何遗漏的癌细胞，但放射治疗未起作用或为时已晚。随后，该患者因肿瘤转移至肺部而患上肺癌。此后，对肺部的肿瘤组织进行活检，并对其进行了基因组测序。研究发现，一种已知会促进癌症生长的、名为受体酪氨酸激酶的基因（*RET*）在肿瘤组织中的表达量比正常组织中多35倍。一种名为舒尼替尼的药物被发现可以抑制RET蛋白的功能；当给予患者该药物后，肺部肿瘤明显缩小，并且疾病保持稳定达5个月。然而，在那之后，肿瘤再次开始生长。肿瘤基因组测序显示出现了新的突变。不幸的是，没有哪种药物能够使这些缺陷基因产生的蛋白质失活，患者因医治无效而死亡。尽管如此，如果没有基因分析，就不会采用舒尼替尼来治疗这名患者，而最初的反应也不会被观察到，这说明在识别对任何特定癌症有效的药物方面，基因信息具有重要的意义。

卢卡斯·沃特曼（Lukas Wartman）的故事是另一个例子。据《纽约时报》（*New York Times*）在2012年发表的一篇文章报道[31]，沃特曼患上了急性淋巴细胞白血病（ALL），这是一种5年生存率为40%的毁灭性疾病。对于在初始化疗后复发的患者，比如像沃特曼那样的情况，生存率会下降至10%。华盛顿大学的研究人员对沃特曼的DNA和RNA进行了分析，发现他的白血病细胞正在大量制造一种名为FLT3的蛋白质，而这种蛋白质可能是细胞分裂的驱动因素。有趣的是，舒尼替尼也能抑制FLT3。在沃特曼服用这种药后，他的癌症立即得到了缓解，使得沃特曼得以接受有可能治愈疾病的干细胞移植。基因信息对此至关重要，因为舒尼替尼通常并不用于治疗急性淋巴细胞白血病。如果没有基因分析，沃特曼的医生们就不会想到要使用它。所以有理由期望，有一天我们会拥有对患者的癌症类型真正起作用的抗癌药物，而不是像目前的情况那样，抗癌药物只有25%的可能性会有疗效。

对于除了癌症和遗传病以外的其他疾病，基于基因数据的生物标志物只提供有关你患病风险的信息，而不会告诉你是否真的患有这种疾病。但是，基于你的血液、唾液或尿液等体液的蛋白质图谱中的生物标志物将会透露出你实际上患有什么疾病。我们进行血液测试以检测作为疾病生物标志物的蛋白质已有多年，但其中大多数测试都是测量单个蛋白质（或代谢物），如检测C反应蛋白以诊断炎症，检测碱性磷酸酶以确定肝损害，检测肌酐以确定肾损害，检测葡萄糖以确定血糖水平，或者检测肌钙蛋白以确定心脏病发作的损害。然而，你的血液中蕴含着我们尚未挖掘的大量其他信息。

就像来自心脏、肝脏、肺和肾脏中的蛋白质会分泌到血液循环中一样，癌症也会将蛋白质分泌到血液中，从而提供了针对癌症的潜在血液检测。例如，肺癌是癌症死亡的首要原因（美国每年确诊300万例），而可能癌变的肺结节通常通过CT扫描显现为不同大小的病灶。直径小于0.9厘米的小病灶的处理方式为"观察等待"，看它们是否会生长——生长是恶性肿瘤的标志。直径大于2厘米的大病灶将通过手术治疗，因此大约有60万人处于"两难区"，他们的结节尺寸为0.9～2厘米，需要通过使用正电子发射断层成像（PET）扫描或活检来尝试诊断癌症。活检是侵入性的，而且可能危害健康，这两种方法也都非常昂贵，但是两者联用得到的结果却常常不明确。一家位于西雅图的名为综合诊断（Integrated Diagnostics）的公司开发出了一种血液测试，用于测量血液中13种蛋白质的水平（从最初的400种组成的小组中选出），能够以90%的准确度判断肺结节是否为良性，并因此解决了两难区中约70%的结节问题[32]。这项测试显然能够让相当多的患者安心，此外，它还有可能通过避免不必要的PET扫描和活检，每年为美国医疗保健系统节省约35亿美元。可以预期，类似的分子水平的血液检测将会用于多种形式的癌症，并且随着时间的推移变得更加准确。

精确认识与疾病相关的蛋白质还催生了基于基因疗法的全新药物类别。如果你不熟悉新药开发，那么要知道，通常开发的过程是偶然的、缓慢的，而且极其昂贵。首先是识别出可能参与某种疾病过程的蛋白质，如驱动癌症生长的蛋白质，然后尝试寻找能够阻止这种蛋白质起作用的"小分子"。所有你熟悉的，每天服用来治疗头痛、关节炎疼痛或感染的药物，如阿司匹林、布洛芬或青霉素等，全都是小分子，它们足够小以至于能够进入细胞内，到达与它们相互作用的蛋白质。

为新的靶蛋白寻找合适的小分子，可能要筛选几十万种小分子，才能找到一种与该蛋白相互作用并抑制其功能的小分子。然后，要花费大量时间利用化学方法对这种分子进行优化——使其更有效，并且更易于口服或注射。接下来，需要进行详细的动物研究，以证明这种分子的确能治愈目标疾病，而且毒性不会大到足以杀死动物。这些研究之后是极为昂贵而耗时的临床试验——首先找到对人的安全剂量（Ⅰ期），然后查明药物是否可以在人身上治愈目标疾病（Ⅱ期），继而将这种药物与目前可用于治疗该疾病的最佳疗法进行比较（Ⅲ期）。直到那时，药物才有可能获得FDA等监管机构的批准。这个过程平均需要15年，并且如果把未达到标准的药物的成本包含在内，可能要花费10亿美元之多。最后，你得到的这种药物会到达你身体各处，而不只是它需要到达的地方，而这肯定会在某些人群的某些身体部位造成严重的副作用。

必须要有更好的方法来开发对你有效的新药，并且我们有理由对此感到乐观，这是因为我们对疾病和深层生物学机制分子水平的理解已经得到了提高。例如，一种被称为家族性高胆固醇血症的遗传病将导致血液中存在高水平的低密度脂蛋白（LDL），即所谓的"坏"胆固醇。LDL含有一种名为ApoB100的蛋白质，因此如果我们能够有针对性地抑制ApoB100的生成，就有可能降低LDL水平。一旦确定了你的靶蛋白是什么，那你立刻就会知道基因组中编码该蛋白质的基因序列，因为蛋白质中的氨基酸序列是由基因中的碱基序列所决定。反过来，了解基因序列才能以精确的方式开发抑制靶蛋白生成的、基于DNA或RNA的新药。如果你将一小段（通常约20个碱基对）DNA（寡聚物）引入细胞内，那么这段DNA将会特异性地结合到基因组DNA具有该寡聚物互补序列的某个区域，并阻止含有该序列的基因进行表达。因此，该基因所应编码的蛋白质将不再被制造出来。这个过程常常被称为"基因沉默"。互补的意思是，寡聚物上的碱基C、T、A、G与其在基因组DNA上的互补碱基G、A、T、C对齐。这些被称为反义分子的DNA短片段能够比小分子药物更快地开发出来，并且有可能用于治疗多种疾病。米泊美生钠在2013年1月成为第一种获FDA批准的全身性反义药物[33]，它抑制ApoB100的产生，并显著降低血液中的LDL水平。从炎症性疾病到凝血疾病，再到进行性假肥大性肌营养不良这种罕见的遗传性肌肉骨骼疾病，针对这些疾病的其他反义治疗方法的临床试验正在进行当中。

以类似的方式，还可以利用与编码靶蛋白的mRNA相结合的短RNA序列。RNA方法的优点是它具有催化作用：一段RNA的存在可以导致许多含有互补序列的mRNA受到破坏。用于同mRNA结合并对其造成破坏的RNA分子被称为小干扰RNA（siRNA），而且同样地，只要你知道想要"沉默"哪种蛋白质，就可以迅速合成。siRNA可以用于治疗所有可由反义药物治疗的疾病，并且具有更大的效力。例如，埃博拉病毒是一种传染性出血性病毒，可以导致内出血，以及经鼻腔、口腔和其他体腔的出血，造成大约70%的感染者死亡。像其他病毒一样，埃博拉病毒进入体内细胞，在其中接管细胞机器，从而制造出其自身的更多拷贝。然后，这些病毒的新拷贝继续感染其他细胞。位于温哥华的特克米拉制药公司（Tekmira Pharmaceuticals）与美国国防部的一项合作研究表明，通过静脉输注可使埃博拉病毒复制所需基因沉默的siRNA，可以100%治愈感染该病毒的动物[34]。

反义或siRNA方法有可能带来另一个好处：开发个体化药物。例如，随着癌症的进展，许多突变可能会蔓延到癌细胞的基因组内，结果使每个人的癌症都变成一种罕见病，因而需要个体化治疗。在某些情况下，抑制致病蛋白的药物已经存在；但在许多情况下，还没有能够影响这些蛋白质的药物。然而，在一周左右的时间内就可以制造出siRNA分子，它们只要能够被递送到肿瘤细胞，就会非常有效地使有害蛋白质沉默。因此可以设想一种快速反应——在肿瘤产生新突变时识别新的靶蛋白，然后开发新的siRNA药物来控制和逆转突变所致的肿瘤生长。这些药物很可能会在人源化小鼠"化身"中进行测试——使肿瘤生长，并监测siRNA药物的效果，从而在用药之前就了解药物是否有效。

癌症个体化治疗经历爆炸式增长的一个领域是寻找激活免疫系统对抗癌症的方法。这类方法的可行性源于一位名为威廉姆·科利（William Coley）的医生在19世纪90年代的观察。科利注意到一位遭受严重细菌感染的晚期癌症患者，当他从感染中恢复后，他的癌症出现了消退，这表明感染以某种方式激活了患者的免疫系统来对抗癌症和感染。在20世纪50年代，刘易斯·托马斯（Lewis Thomas）和弗兰克·麦克法兰·伯内特（Frank Macfarlane Burnet）提出，免疫系统可以通过识别肿瘤细胞表面的特定分子来根除肿瘤，而进展中的癌症会以某种方式逃避这种免疫监视[35]。这些观察结果激发了有关癌细胞如何逃避免疫系统检测和消灭的大量研究，这些研究现在已经到了取得成果的时候。

以上研究的大部分进展是由于对免疫系统如何工作有了更好的理解。简单而言，其中的关键因素是树突状细胞（DC）、T细胞和自然杀伤（NK）细胞。DC可被看作免疫系统的统帅：它们指挥产生形式为T细胞和NK细胞的"士兵"，这些"士兵"的目标是杀死受感染的细胞或癌细胞。然而，为了产生这些有针对性的T细胞和NK细胞，DC必须首先识别受感染的细胞或癌细胞，然后才经历成熟的过程。如果癌细胞能够避免被发现或者阻止DC成熟，那么癌症就会继续生长。为了解决这个问题，科学家们正在开发一些手段来从患者身上提取T细胞或NK细胞，对它们进行改造以使其识别癌细胞，然后将它们输回患者体内。真是一个非常个体化的方法！

T细胞法表现出了显著的效果。首先，从患者的血液中分离出T细胞，然后用病毒插入识别癌细胞的T细胞表面受体的基因。随后，大量生产这些经基因修饰的T细胞并将其输回患者体内。据美国血液学学会2013年12月会议上的报道，在因产生抗体的B细胞的失控生长而患上白血病的儿童中进行的初步试验，取得了令人惊叹的结果[36]。B细胞表面存在一种被称为CD19的蛋白质。当制备出表达CD19受体的T细胞，并继而将其施用到患者时，22名儿童中有19人产生了完全反应。在这些儿童中，有一些经历过十多次既往治疗，但都没有成功。"我们的研究结果表明，对于的确没有其他疗法可选的患者，这种治疗是有潜力的，"宾夕法尼亚大学的史蒂芬·格鲁普（Stephan Grupp）博士说道，"在我们观察这些患者的相对较短的时间内，我们有理由相信这种治疗方法对于患者的易复发、难治性疾病会成为切实可行的疗法。"另外，在成人中也观察到了类似的结果，在16例成年人中，有14例表现出完全反应。在一些患者中，短短几周内就清除了重达7磅（1磅＝0.4536千克）的肿瘤。

与任何治疗一样，这其中也存在缺点。过多的死亡和垂死的肿瘤细胞可能会引起被称为肿瘤溶解综合征的肾脏问题。循环系统中升高的免疫刺激分子水平也可能引发问题，但这些问题能够通过使用免疫抑制药物加以控制。一个备受关注的问题是，这种精妙的个体化疗法需要复杂的T细胞分离及基因工程设备，那么如何才能将它扩展使用到成千上万名患者。还有一个问题是，是否可以对这种方法加以转化，使其能够用于治疗往往有更有效的策略而避免被免疫系统发现的实体瘤。然而，不论如何，适当刺激免疫系统可以治愈癌症。

个体化医疗革命的到来伴随着许多伦理和社会问题。一个早期的例子是路易丝·布朗（Louise Brown）。她在1978年通过体外受精的方式出生：是世界上第一个"试管"婴儿。虽然她的出生堪称重大医学成就，为不孕不育夫妇带来了拥有自己亲生孩子的希望，但也引发了一系列的伦理问题。从代孕母亲的适当性到受精卵的法律地位，这些问题仍然悬而未决，而且将会变得更加复杂。2013年，英国成为世界上首个宣布允许"三亲育子"计划的国家[37]。三亲儿童产生的过程有可能解决疾病，如卡恩斯-塞尔综合征，这种疾病的特征是眼部肌肉的虚弱或麻痹，以及心脏功能异常。卡恩斯-塞尔综合征的病因是由于线粒体这一"细胞发电厂"中的DNA发生了突变。线粒体及其DNA通过卵子从母亲传给孩子，而不是通过父母DNA组合产生的核DNA传递。三亲儿童的概念是，胚胎遗传自父母双方的核DNA会被植入具有功能正常的线粒体的供体卵子中。孩子将拥有其父母的遗传物质，但不会受到有缺陷的线粒体带来的破坏性影响。

其他伦理问题涉及遗传信息的普遍可得性。研究人员需要健康和不健康的研究参与者来帮助回答有关基因型和表型之间相关性的许多重要问题。范德堡大学个体化医疗项目负责人丹·罗登（Dan Roden）指出："需要大量不同血统的患者来为

'个体化'医疗提供证据。"[38]换句话说，要了解大多数遗传疾病，研究人员需要对数以百计患有这些疾病的人进行DNA测序，然后将他们的DNA与成千上万未患该疾病的人的DNA进行比较，以获得统计上显著的结果，从而能够确定缺陷基因的位置和序列。那么，我们在道德上有义务提供我们的基因用于研究吗？

一些问题涌现出来。比如，是否应当向接受基因检测的患者告知偶然发现——比如研究人员在寻找其他目标时偶然发现的潜在有害突变，或者患者的父亲不是他（她）认为的那个人。由于你的基因也可以提供关于你家人基因的提示，那么家人在你决定提供基因信息时应该有多大的参与度？研究人员是否应当被允许将其他研究中的剩余样本用于实验目的？问题是多方面的。

法律、监管和公共政策团体在试图处理疾病相关分子水平信息所带来的后果的同时而正在解决的问题，也是分子医学取得进展的另一个迹象。例如，基因可以获得专利权吗？表明乳腺癌高风险的*BRCA1*和*BRCA2*突变已由一家名为万基遗传的公司获得了专利，结果该公司对市场拥有了绝对控制权。在一个具有里程碑意义的案例中，万基遗传公司的专利遭到质疑，案件在2013年由美国最高法院终审。法官一致决定"自然产生的DNA片段是自然的产物，而不能仅仅因为被分离出来就有授予专利权的资格。"[39]这一决定无疑有利于进步：迄今为止发现的约1800种与疾病相关的基因中，如果每一种基因测试都涉及专利，那么对于大多数人和他们的保险公司而言，测试所有这些基因的花费之巨将会遥不可及。

对于现有和未来出现的非常准确并直接面向消费者销售的生物标志物测试，像FDA这样的监管机构并不很清楚要如何处理。目前，作为特定疾病诊断依据的生物标志物测试要获得FDA批准，整个过程的花费大约2400万美元。成千上万种基于基因组、蛋白质组和其他分子水平信息的新的诊断方法正在经历临床测试。并非所有公司都愿意为获得FDA认证而花费时间和金钱，特别是如果某项专用测试的市场规模并不能保证收回成本时。这样的测试可以在诸如欧盟等地区销售，因为在那里审批流程更加便宜和快捷。或者，企业可以针对其测试规避作出任何精确的诊断声明，并建议在发现问题时去看医生。但是，无须费心琢磨，就能轻易看出他们暗示的意思。

　　一个早期的例子涉及23andMe公司的经历。直到最近，如果你向这家公司提供一小瓶唾液，他们就能以100美元的价格为你提供基因概况，指出你可能患上各种疾病的风险。2013年底，FDA向直接面向消费者的23andMe公司发出强烈警告[40]：

　　　　23andMe个人基因组服务所针对的一些用途特别令人担忧，如与*BRCA*相关的遗传风险和药物反应评估，因为对这些高危指征的假阳性或假阴性评估可能导致潜在的健康后果。对药物反应的评估存在风险，依赖于此类测试的患者可能会开始通过改变剂量来自行管理治疗，甚至根据评估结果放弃某些治疗。例如，因在无法提供适当校准的抗凝血作用的剂量下进行药物治疗而发生的血栓或出血事件，华法林药物反应测试的错误基因型结果可能会对患者造成不合理的重大疾病、伤害或死亡风险。

　　作为对FDA警告的回应，23andMe已经停止向新客户发布健康报告，而仅提供祖源分析报告和原始基因数据。但我们当然还没看到故事的结局。随着越来越多的基于基因组、蛋白质组、代谢物组、微生物组和其他生物数据的诊断测试变得可供使用并且越来越准确，消费者和患者对接受这些测试的呼声愈加强烈。现在有很多公司不仅会为你提供基因组数据，还会提供从你的血液或粪便样本获得的蛋白质组、代谢物组和微生物组学信息，这些信息都有相当多的诊断内容。你会希望这些信息可以帮助你诊断疾病，或者保持健康，正如我们将会看到的那样。如何处理这些压力将会考验全球监管机构的权力极限。

监管机构还面临因个体化医疗方法而产生的其他压力。个体化医疗方法与当前的药物测试和审批流程不太相容。事实上，在典型的临床试验中被认定不安全的药物，对于具有特定基因谱的患者可能是安全而有效的。同样，一种被认为对大多数人无效的药物，可能对一小群具有特殊遗传缺陷的人极为有效。2001年的一项研究表明，因β受体阻滞剂布新洛尔（Gencaro）不能改善心力衰竭患者的生存率，这种药物的开发被叫停。但是，在发现具有两种调节心脏功能的基因变体的患者对布新洛尔反应良好后，人们对这种药物的兴趣被重新点燃，以具有这些基因变体的患者为关注对象的新的临床试验正在进行当中[41]。通过将药物试验与基因检测相结合，研究人员能够更容易地确定谁会从药物获益，而谁会受到不良影响。

在我们更加深入了解癌症等复杂疾病的生物学机制的同时，监管问题也随之出现。对这些疾病分子水平的表征揭示了疾病在不同人之间的差异。因此，越来越多原本被认为常见的疾病正在成为罕见疾病。例如，晚期肺癌可能有80个或更多的突变，并且可能仅在一名患者身上观察到这些突变的某种特定模式。当你只有一名患者时，很难进行一个随机受控试验，而这却是监管机构进行药物审批通常所需要的。这里开发的方法涉及所谓的单病例随机对照（n-of-1）临床试验，即试验由一个人的个案研究组成。谈谈个体化医疗吧！在单病例随机对照试验中，唯一的参与者将同时接受活性药物和安慰剂，并且随机化按照试验药物的使用顺序进行。虽然单病例随机对照试验被斥为仅仅提供轶事证据，但是斯克里普斯医疗集团的尼古拉斯·肖克（Nicholas Schork）及其团队提出了一个令人信服的论点，即"对于使用客观数据驱动标准的个体患者，单病例随机对照试验的最终目标是确定最优或最佳干预措施"，因此"符合临床实践的终极目标，即个体患者的照护"[42]。例如，存在四大类降压药，有些医生交叉轮换使用这些药物，以观察哪些药物在个体患中效果最佳，从而使患者能够获得相当大的益处。

个体化医疗实践中引发的社会问题被证明与伦理问题一样具有争议性，甚至争议更大。通过产前基因筛查来鉴别患有唐氏综合征或泰-萨克斯病或无数其他遗传性基因疾病的胎儿，正在从根本上改变我们的社会，因为这些胎儿中大多数都会被流产。引入简单的产前血液测试来检测孩子是否患有唐氏综合征导致了堕胎率显著增加——在欧洲，超过90%的此类胎儿被流产，而在北美仅略少[43]，这导致唐氏综合征也许在一两代人的时间内就会消失，尽管女性高龄生育会增加孩子出生时患唐氏综合征的概率。此外，血液测试现在可以揭示有关胎儿的许多其他方面，包括性别。于是存在女性歧视的社会开始出现破坏性的性别失衡。这种失衡可能会严重破坏社会稳定。

本章涵盖了很多内容，而且信息明确。个体化的、以分子为基础的医学的影响已经十分深刻，并将迅速扩大。处于开发中的你的数字之躯的首个版本包含除了标准临床数据之外的基因信息，并且这些信息被用于检测、诊断和指导从遗传疾病到癌症等基因疾病的治疗，以及确定你应当服用哪些药物和避免哪些药物。同样地，你的数字之躯将很快通过对你的血液进行蛋白质组分析而得到增强，以检测你可能患有或倾向于患有的任何疾病，或者你正服用的药物或做出的生活方式的改变是否确实有效。对你可能患有的特定疾病极具针对性的药物正在开发当中。社会开始与那些越来越准确地讲述关于你的一切的技术发生较量。个体化医疗的基础已经到位，并且对于先行者，革命已经开始。

第6章 个体化医疗的未来10年

在未来10年中，我们能够期待什么重大进展呢？正如尤吉·贝拉（Yogi Berra）以他独特的方式所讲述，"预测是件困难的事，尤其是预测未来。"但有些事情十分清楚，个体化医疗将继续存在。它将随着人们获取和分享他们的数字化数据而铺展开来；它将随着大数据分析和技术进步使我们进一步增加对疾病的认识而变得更加准确；除了识别和治疗疾病之外，它还将扩展到保持健康；它将通过让消费者普遍能够获得非常复杂的诊断而使医疗保健民主化；它将产生旨在保持健康和治疗潜在疾病的巨大全新产业；它将彻底推倒目前的医疗实践；它将造成相当大的伦理和社会两难困境。其中许多变革将会来自研究活动尤其集中的四大领域：基因疗法的进展、对脑功能理解的提高、对衰老生物学的研究，以及利用分子水平医学来保持健康。

个体化医疗和基因疗法齐头并进。基因疗法背后的想法是，如果我们能够检测到疾病的遗传基础，那么就可以通过将新基因插入你的基因组中，代替有缺陷的基因来治疗这种疾病。原因很简单：如果你基因组中的某个基因包含突变，导致某种蛋白质无法正常工作，为什么不将那个基因功能正常的拷贝插入基因组中呢？然而，把这个想法付诸实施却有些困难。很明显，你的身体已经进化出了精巧的防御机制，阻止任何入侵者将其

DNA或RNA注入你的基因组中。

鉴于进化所产生的病毒能够作为感染过程的一部分，将其基因组插入靶细胞的基因组中，科学家们已经投入巨大努力，试图利用病毒来将细胞中的缺陷基因替换成具有正常功能的版本。最初的尝试是使用含有治疗基因的修饰病毒，这样的病毒不具有感染性（即病毒无法自我复制）。然而，病毒会将新基因插入靶细胞基因组中的随机位置。这种方法被证明存在风险，因为将DNA随机插入基因组可能会扰乱其他基因的表达，并导致新的问题。类似这样的过程曾在21世纪初进行的基因治疗试验中发生，该试验对患有X连锁重症联合免疫缺陷病（X-SCID）的儿童进行治疗。X-SCID通常被称为"泡泡男孩"病，因为患有这种疾病的儿童极易受到感染，有时需要待在无菌室环境以避免接触细菌或病毒。不幸的是，一些接受X-SCID基因治疗以取代缺陷基因的儿童在几年后患上了白血病。研究人员认为，基因的随机插入激活了癌基因——一种可以导致癌症的基因[1]。

另外的问题是，你的免疫系统被"编程"从而能够识别入侵的病毒并将它们从你体内清除，以及杀死被病毒感染的细胞。这些免疫应答可能非常强烈，以至于有时能够致命。据1999年发表在《纽约时报》上的一篇文章报道，杰西·格尔辛格（Jesse Gelsinger）患有鸟氨酸氨甲酰转移酶（OTC）缺乏症，这是一种罕见的遗传疾病，由于蛋白质不完全分解而导致氨的积累[2]。在杰西的病例中，他依靠低蛋白饮食和每天多达32粒药物来控制病情。为了纠正OTC缺乏，杰西被注射了一种含有OTC基因的修饰感冒病毒。然而随后的免疫应答如此强烈，以至造成杰西多器官衰竭，并在4天后死亡。那不仅对于杰西，对于基因疗法也是黑暗的一天，基因疗法的发展停顿了将近10年。

这些失败导致了人们对基因疗法在治疗戈谢病或亨廷顿舞蹈症等遗传疾病或者癌症方面的前景产生了质疑。有效的基因疗法即将到来并将提供新的方法来治愈迄今无法治愈的疾病，这些说法常常被认为是夸大其词而令人不屑。当2000年6月宣布人类基因组序列的早期版本时，比尔·克林顿（Bill Clinton）说："基因组科学将彻底改变大多数，甚至所有人类疾病的诊断、预防和治疗。在未来几年，医生将日益能够通过攻击遗传根源来治愈阿尔茨海默病、帕金森病、糖尿病和癌症等疾病……实际上，现在就可以想象，我们孩子的孩子将只知道癌症是像一群星辰那样的词。"[3] 然而到现在，他所说的还没有成真，但已经有进展的迹象。

那么现在发生了哪些改变呢？第一种基因治疗药物格利贝拉在2012年被欧洲药品管理局（European Medicines Agency）批准用于人类[4]。它用于治疗脂蛋白脂肪酶（LPL）缺乏症，这是一种非常罕见（患病率百万分之一）的遗传疾病，可导致重症胰腺炎。所使用的给药载体是注射到大腿肌肉中的、不会引起强烈免疫应答的病毒，称为腺相关病毒（AAV）。这种疗法已被证明可以降低血液中的脂质水平，并在长达2年内预防胰腺炎发作。这一成功催生了处于开发中的其他基于AAV的基因疗法，包括治疗血友病、视网膜变性、帕金森病和肌营养不良症等。如第5章所述，病毒还被证明可以帮助将基因导入免疫细胞，以增强对肿瘤细胞的识别能力。

如第5章中所详细介绍的，使用反义或siRNA寡核苷酸（DNA或RNA短片段，通常长约20个碱基）使疾病相关靶基因沉默的基因疗法也越来越成功。一家位于加利福尼亚州的生物技术公司Isis Pharmaceuticals已经获得FDA对米泊美生钠（Kynamro）的批准，这是一种通过抑制生成LDL所需蛋白来治疗高胆固醇的药物[5]。此外，一家位于波士顿的生物技术公司Alnylam Pharmaceuticals正在开发一种称为patisiran的siRNA药物，该药已于2013年底进入Ⅲ期临床试验[6]。patisiran可使甲状腺素视黄质运载蛋白的基因（*TTR*）沉默；*TTR*基因中的突变导致产生有缺陷的TTR蛋白，这样的缺陷蛋白可在心脏和神经组织中形成变性蛋白质的不溶性淀粉样斑块，从而导致心力衰竭和手脚渐进性感觉丧失。目前唯一的治疗手段是肝移植。根据预期，由patisiran引起的血液中较低水平的TTR蛋白将会使淀粉样斑块沉积减少，也许会促进先前形成的斑块溶解。还有很多其他基于DNA或RNA的药物正处于临床开发中，并且有充分的理由相信它们将非常有效。

因此，基因治疗的未来日趋光明。DNA操作技术的迅猛发展令人兴奋。对你的DNA进行纳米手术来纠正缺陷可能很快就会成为一种选择。CRISPR（规律成簇的间隔短回文重复）技术可以用于切除缺陷基因的DNA，并插入正确的序列。正如麻省理工学院（MIT）教授张锋（Feng Zhang）所说，"我们可以进入原生基因组——细胞中的天然DNA，然后对基因组进行修饰，以纠正有害的突变"[7]。这真是令人难以置信。这项技术已被用于治疗带有导致白内障的遗传缺陷的小鼠，以及将DNA插入干细胞基因组中以纠正囊性纤维化基因。其他研究人员正在利用这项技术删除一种被称为*PCSK9*的基因，这可以显著降低胆固醇水平，由此可能提供了一种预防心脏病的"疫苗"[8]。因此，基因疗法正经历着一场卓越的复兴，而且许多精准、安全的个体化基因药物正朝着日常临床应用的方向前进。

个体化医疗和你的大脑：这是个大问题。让我们从疾病痴呆开始，忘了你是谁。没有比这更个体化的了。痴呆是一种老年疾病，发病率在65岁以后大约每5年增加1倍。痴呆在晚年的患病率极高，从80岁时的12%上升到90岁时男性为22%，女性为30%[9]。所以你可能想要长寿，但你最好希望，当你年过八十时，阿尔茨海默病和其他导致认知功能障碍的疾病可以治愈（希望有比举重更好的办法）。你还需要存一大笔钱：在美国，考虑到生活照料成本，2010年痴呆患者的护理费用总额高达2000亿美元左右[10]。这可真不便宜，24小时护理每年很可能花费10万美元。你的子女可能很爱你，但如果让他们来支付这笔钱会怎么样呢？

个体化医疗和你的心理健康又有何关系呢？根据美国精神

疾病联盟（National Alliance on Mental Illness）的统计，在美国几乎每两个人中就有一个在人生的某个阶段遭受抑郁症、焦虑症[11]，或者其他心理健康问题，而且目前大约1/17的人患有严重的精神疾病。由于精神疾病造成的生产力损失每年超过1000亿美元；此外，学校必须提供特殊教育，法院系统充斥着有精神障碍的人，而心理健康问题最终导致的自杀是年轻人死亡的主要原因之一。

其他与大脑相关的问题：亨廷顿舞蹈症、帕金森病、癫痫、精神分裂症、自闭症、脑膜炎、脑卒中、脑震荡、脑肿瘤——这个清单上的问题不胜枚举。我们真的不善于治疗这些疾病。那么个体化医疗能对此做些什么呢？这是一个难以回答的问题。到目前为止，针对大脑的个体化医疗还仅限于尝试定制抗抑郁药物和其他用于治疗精神问题的药物，以避免药物不良反应。总体而言，这一领域由于缺乏对大脑运作机制的了解而从根本上受到了限制。所以问题就变成了在未来10年中，我们能不能看到我们对大脑如何运作的了解有所提高，从而可以期待据此产生个体化的解决方案。对此的答案是："也许吧。"

这里的核心问题是将大脑的生物学机制与行为联系起来。通过使用功能性磁共振成像（fMRI）等技术，可以观察到大脑不同部分响应于各种刺激而发生的活动。然而，尽管该项技术已经取得了很大的进步，但其空间分辨率仍然相对较差。fMRI图像的每个像素对应着至少10万个神经元；单个神经元的放电是没法被检测到的。但是，检测这些个别事件却甚为关键。你所具有的思想很可能来源于你头脑中成千上万个神经元同时放电所产生的"突现行为"。此处"突现行为"一词是指无法靠分析任何一个神经元而做出预测的行为；它是许多神经元在一起发生的相互作用，使你的大脑能够思考、行动和做梦。大脑中出现突现行为的可能性是巨大的。你的大脑中大约有110亿个神经元，每个神经元平均有7000个与其他神经元的连接。神经元通过在不同神经元之间传递电信号的突触相互连接，因此有大约100万亿个可以在任何时候放电的单独突触。用组学语言来讲，这称为你的连接组。绘制连接组并将数千个、数万个甚至更多个同时放电的突触与你的记忆、感觉、视觉和语言能力关联起来是一项艰巨的任务。

但是，有许多疯狂而奇妙的新技术正在试图做到这一点。目前开发中的有用于植入大脑深处以检测电脉冲的纳米尺寸传感器，用于根据跨神经膜电压（对应于神经放电）对大脑进行成像的技术，以及光遗传学——将基因插入通过使离子流过神经膜而对光作出响应的神经元，从而打开或关闭神经元。信息处理的需求是巨大的。正如拉斐尔·尤斯蒂（Rafael Yuste）和乔治·丘奇（George Church）在2014年的《科学美国人》（*Scientific American*）上发表的一篇文章所指出[12]，对小鼠大脑中所有神经元的活动进行成像可以在1小时内产生300PB的数据，与此相比，储存你的基因组只需要800GB的数据量——大约少40万倍。转到人类大脑将会需要更多的数据生成、存储和分析。但正如沃森和克里克在1954年无法想象对整个人类基因组进行测序一样，我们断言这样的成像在未来10年内不会发生是不明智的。

因此，我们可以看到这一天的来临。到那时，凭借此种或另一种成像技术，将会实现与我们的情绪、行为和行动相关的大脑活动的基本图谱。不难想象，这将创生出一些非常个体化的治疗方法，比如仅仅通过干扰与几段情绪和行为相关的活动模式，就能治疗抑郁、成瘾、精神分裂症或许多其他疾病。当然，同样地，技术也可能会走向另一条道路，顾客付钱以获得诱导进入持续的性高潮状态或其他形式的强烈快感状态。这样的疗法或放纵是否会在10年内实现肯定存在争议，但我们很可能会看到实现这个目标的大致方向。

那么衰老和个体化医疗有何关系呢？从很多方面来看，关注老年人并将衰老当作一种潜在可预防的疾病是有道理的：老年人消耗了不成比例的医疗保健预算份额，这在很大程度上是由于诸如痴呆、关节炎、糖尿病和心血管疾病等慢性病，更不用说癌症等更严重的疾病。为此的花费十分巨大：2002年，65岁及以上人口约占美国总人口的13%，却消耗了美国个人医疗保健总支出的36%[13]。在加拿大，这个数字目前接近44%[14]。这些费用只会随着婴儿潮一代跨过65岁这个门槛而继续增加。据估计，到2030年，用于老年人的费用将会翻一番。无论数字是多少，形势显然是不可持续的。

你可能不习惯将衰老视为一种疾病，就此而言，FDA也不习惯。FDA不承认衰老是一种可治疗的疾病。推广这个以寻求不朽为内涵的概念，肯定会让人觉得你颇为疯狂古怪。但旨在理解和治疗衰老过程的研究已经获得了认可，并已产生了一些可信的方法。

例如，端粒的故事正变得越来越有说服力。在20世纪60年代早期，斯坦福大学的列奥那多·海佛烈克（Leonard Hayflick）教授发现，当人类胎儿细胞在含有保持细胞正常生存所需重要成分的培养基中培养时，它们分裂约50次，然后停止分裂并进入衰老期。衰老意味着细胞变"老"，要么凋亡，要么保持存活但表现出与其前身不同的基因表达谱，表明功能能力发生了改变或减弱。在20世纪70年代，人们发现染色体中DNA链的末端包含被称为端粒的DNA序列的规律重复，当细胞分裂时，它不能完全替换这些DNA重复；也就是说，每次细胞分裂时，端粒都会变短。这一发现最终被用于解释"海佛烈克极限"：如果端粒变得足够短，那么细胞就不再分裂。

因此，端粒研究已成为衰老研究的一个核心要素，因为它表明你变老和死亡的原因是随着年龄的增长，你的端粒变短，从而产生更多功能不良的衰老细胞。这似乎有些道理。在从小鼠到人类的各个物种中，衰老细胞都会随着年龄的增长而累积。抑制小鼠衰老细胞已被证明可以改善它们的健康。你可能听说过一种称为早老症的疾病。患有这种疾病的儿童在十几岁时将经历过早衰老并且基本上都会因年老而死亡。这些儿童身上的基因突变导致细胞迅速衰老。

人类较短的端粒关联于许多年龄相关性疾病，包括癌症、心血管疾病和痴呆。但如果你保持端粒长度，是不是就能实现永生呢？这并非不可能。在获得2009年诺贝尔奖的一项研究中发现了一种被称为端粒酶的蛋白质，它可以延长端粒，使细胞持续分裂。在这一发现之后，出现了对一种蠕虫的特征描述，这种蠕虫实际上是永生的[15]。诺丁汉大学的阿齐兹·阿伯巴克（Aziz Aboobaker）博士解释："真涡虫似乎（能够）通过一次次地长出新的肌肉、皮肤、内脏甚至整个脑部而无限再生。"这是怎么回事？正如阿伯巴克所说，"通常当干细胞分裂时——愈合伤口、繁殖或生长时——它们开始出现衰老的迹象。我们老化的皮肤也许是这种作用的最明显的例子。真涡虫和它们的干细胞在某种程度上能够避免衰老过程，并保持它们的细胞分裂。"诺丁汉团队确定了编码端粒酶的真涡虫的基因，并且发现至少有一种真涡虫可以在再生时显著增加编码端粒酶的基因的活性，从而使干细胞在进行分裂以替换缺失的组织时保持其端粒。

虽然所有细胞都含有端粒酶基因，但它在大多数细胞中的表达水平都很低（或者根本不表达），它在被称为外周血单个核细胞（PBMC）的一类血细胞中表达，而且其活性可以通过相对简单的血液检测来测量；或者，还可以在不同组织中测量端粒长度。人们一直在努力寻找能够激活端粒酶的药物，事实上，人们已经发现了一些小分子端粒酶激活剂，并且它们在早期研究中显示出可以改善小鼠的表观健康状况。有趣的是，用以抑制胆固醇合成的他汀类药物似乎具有端粒酶激活作用。有证据表明，生长激素，如人体生长激素，也会激活端粒酶。冥想和坚持地中海饮食也与延长端粒相关。另一个重要因素是运动，因为有越来越多的证据表明，运动在激活端粒酶方面发挥着直接作用——换句话说，让你保持更年轻。

运动能使端粒变长，这一观察结果可以解释运动在人类健康的几乎每个领域中带来的显著好处。运动是一种神奇的药物，它可将患结肠癌的风险降低至少25%，乳腺癌风险降低20%～40%，肺癌（吸烟者中）风险降低35%，皮肤癌（小鼠中）风险降低60%以上[16]。美国心脏协会（American Heart Association）在2003年的一份声明中指出，"习惯性体力活动可以预防冠状动脉疾病的发生，并减轻已确诊心血管疾病患者的症状"[17]。还有证据表明，运动可以降低其他慢性疾病的风险，包括2型糖尿病、骨质疏松、肥胖症和抑郁症，它还可以降低血压。其实，有什么是运动做不到的呢？它似乎也能保持你的端粒较长，这也许可以解释运动的一些"灵丹妙药"特质。在2008年发表的一篇文章中，伦敦大学国王学院的蒂姆·斯伯克特（Tim Spector）及其同事调查了2400组同卵双胞胎的运动效果，结果十分明确[18]：

> 每周进行约100分钟网球、游泳或跑步等活动的适量运动的人相比那些每周进行约16分钟活动的运动量最小的人，其端粒看起来平均年轻5～6岁。那些每周进行约3小时中度到剧烈活动的运动量最大的人，其端粒似乎比那些运动量最小的人年轻9岁。随着运动量的增加，端粒长度也会增加。

运动与端粒酶激活相关的潜在不利因素是，大约90%的肿瘤细胞表现出端粒酶活性，这与它们无限分裂的能力一致，因此增加癌症风险有可能成为一个问题——运动显然不会增加癌症风险，而是恰恰相反。无论如何，很可能我们很快就会发现防止让我们老去的衰老细胞累积的方法。这种进步可能在未来10年内就会发生。毕竟，根本的奇迹是你出生并成长为你自己的样子；纠正出现的缺陷实际上只是在分子水平上理解生物学，并利用这种理解在组织老化时再造组织。在此期间，去健身房锻炼可能是个好主意。

其他与衰老相关的生物标志物测试也正在出现。当称作甲基团的化学标签附着于基因组DNA的特定区域时，会发生一种表观遗传修饰：来自这些区域的基因生成的蛋白质将受到抑制。加利福尼亚大学的史蒂夫·霍瓦特（Steve Horvath）研究了DNA甲基化与大脑、乳腺、皮肤、结肠、肾脏、肝脏、肺和心脏组织衰老之间的关系，这些组织取自年龄跨度从新生儿到101岁的人群。他发现在353个DNA位点中，甲基团随着年龄的增大而增加或减少，并基于这些数据开发出一种预测算法。据2013年《基因组生物学》上的报道，他发现根据DNA甲基化计算得出的年龄可以准确预测多种组织的年龄，误差只有短短几年[19]。在胚胎干细胞和诱导多能干细胞中，DNA甲基化年龄被证明接近于零。霍瓦特说："我发明这个年龄预测工具的目的是帮助科学家们更好地理解是什么在加速和减缓人类的衰老过程。"[20]霍瓦特计划研究DNA甲基化是否只是衰老的标志，还是本身就会影响衰老。

对衰老的攻关正在加速聚力。在第3章中指出的关于年幼小鼠的血液使年老小鼠的心脏恢复活力的发现，现已得到证实并扩展到其他器官。在2014年初发表在《科学》和《自然》杂志上的三项独立研究中，科学家们通过使年幼小鼠的血液——或GDF11蛋白质——流经年老小鼠的静脉，逆转了年老小鼠的肌肉和大脑老化[21]。哈佛大学的研究人员发现，经过治疗的小鼠比未经治疗的小鼠在跑步机上可以跑得更久，而且大脑中有更多的分支血管。GDF11也存在于人体血液中。在小鼠身上的观察会扩展到人吗？我们一定会在未来10年内找到答案。

因基因组测序而成名的克雷格·文特尔（Craig Venter）也加入到了研究抗衰老的行列，他在2014年初筹资7000多万美元成立了人类长寿公司。"我们的目标是将100岁的人变成刚刚60岁的人，"首席执行官彼得·戴曼迪斯（Peter Diamandis）表示[22]。该公司意图通过每年扫描多达10万人的DNA，创建一个庞大的数据库，并辅以微生物组、蛋白质组和代谢物组数据。这些数据与年龄和疾病之间的关联，预计将产生新的测试和疗法，有助于延长健康的人类生命。

谷歌公司也在通过设立一家名为Calico的公司进入长寿竞技场[23]。据传言，Calico的目标是将过去20年里出生的人的寿命延长100年。当然，谷歌拥有强大的数据挖掘能力这一优势。作为23andMe的早期投资者，它还可以获得大量的基因组数据以供分析。其他具有类似目标的公司正如雨后春笋般涌现出来，并且得到私人投资者的巨额资金支持。正如美国科学促进会（American Association for the Advancement of Science）政策分析师史蒂文·爱德华兹（Steven Edwards）所说，"无论好坏，21世纪的科学实践受到国家重点立项或同行评审组的影响越来越少，而越来越多地受到拥有巨额资金的个人的具体偏好的影响"[24]。考虑到公共资助研究相对减少，以及这些个人的巨大私有财富，他们的影响似乎还会增加。《纽约时报》的一项分析显示，签署承诺要将大部分财产捐给慈善机构的40多位最富有的科学捐助者的资产已超过2500亿美元。这笔资金的一大部分将会用于延长人类寿命，特别是富人的寿命，这并非毫无根据。

在未来10年，个体化医疗和预防保健方面对于保持健康会有何表现呢？这个领域将出现爆发性增长。美国人每年在并未被证实具有价值的天然保健品上的花费已超过300亿美元[25]，而且花费在可能有益但往往并不确定的"功能性食品"（如益生菌酸奶）上的钱还要更多。你可以想象，如果消费者知道他们购买的食品和食品补充剂确实会带来一些好处，那么他们会为此花费多少钱。更重要的是，了解哪些药物对你有效和与你相配将会是件好事。在美国，药物不良反应导致每年约有1000万次就诊，费用近2000亿美元。刚刚启动的一批项目将解决所有这些问题，以及远超于此的更多问题。首批项目之一由西雅图系统生物学研究所（Institute for Systems Biology）的莱诺伊·胡德（Leroy Hood）组织[26]。胡德是个体化医疗的先锋和极为有效的推动者，他的研究很可能成为未来预防医学的表率。

如果你想了解自己的一切，那么胡德的研究正合你意。利用组学和遥感技术实现的最新方法，参与者将在分子水平和宏观水平上接受广泛的研究。他们的基因组将被测序和分析，以确定疾病和药物相容性的遗传风险因素。他们的身体活动、心率和睡眠模式将受到持续检测，以确定健康状况。每3个月会对结肠中的微生物物种，血糖（糖尿病的生物标志物）和肌酐（肾功能的生物标志物）等代谢产物，以及约100种显示肝脏、肺、大脑和心脏健康的蛋白质进行分析并监测，以查看从健康到疾病的转变。

最终，胡德计划招募10万人，为所有这些人生成个人大数据云，并在30年或更长的时间里对他们进行持续跟踪。这说明了胡德的动力和激情，更不用提乐观了，在75岁时，他正着手进行一项可能需要30年才能达到成熟的研究。在此期间，他们将测试参与者中将会发生的心血管疾病、癌症和神经系统疾病等常见疾病，通过分析这些数据，胡德希望开发出疾病预测模型来划定疾病早期生物标志物，从而能够在疾病威胁生命之前采取早期干预，以及随着生物标志物恢复正常而检测疾病的消退。这些生物标志物应该还会让你快速确定，你正在用于治疗疾病的疗法是不是真的有效。

所有这些数据和后续分析将会带来可采取行动的可能性。正如胡德所写道，"可采取行动的可能性是这样的个人特征：如果得到纠正，就可以改善健康或避免疾病。一位朋友被告知，他在30多岁时就患上了早发性骨质疏松症——这可能会使他在余生中都不得不坐在轮椅上。经过基因分析，他发现自己吸收钙的能力有缺陷。几年来，他服用了高达正常量20倍的钙并使自己的骨骼结构恢复正常，并将依靠这个治疗方案在大约12年后继续保持正常。因此，对于这种遗传缺陷是可以采取行动的，可以通过服用更多的钙来纠正它。"

胡德给出的另一个例子有关一位物理学家。他开始对自己的工作失去兴趣，而且难以集中注意力。由于问题持续了相当长的一段时间，他去进行了血液筛查。结果发现，他严重缺铁。

在接受替代治疗后的几天内，他就恢复了正常，并以他特有的热情重新恢复了以前的生活。胡德认为，我们有300～500个这样的可操作的基因变体，其中许多是由营养缺乏所引起的，而这可以很容易地进行纠正。

目前，医学实践——特别是在医院里，主要集中在治疗疾病而不是预防疾病。全科医生的公共卫生医学和初级保健工作确实强调预防性护理，但主要是通过鼓励运动和健康饮食，以及戒烟。这种粗糙的手段与胡德项目中使用的精确、个体化的信息形成鲜明对比。胡德的计划和其他健康计划产生的综合数据将会具有巨大价值，因为它所建立的数据库可供挖掘以发现有关健康和疾病的新的生物标志物测试，并提供有关环境和饮食对我们身心状态所造成影响的新信息，此外还将创造出旨在保持健康和延长寿命的全新产业。例如，提供证据来表明你有患病倾向的数据将会带来旨在纠正这些倾向而不是治疗疾病本身的新疗法。

对未来10年我们还能有什么别的期待吗？有一件事是肯定的：我们将有新的生物发现，这将颠覆关于我们的细胞和身体如何工作的现有观念。你基因组的98%并不参与编码基因，它们的功能作用是一个密集研究领域，目前认为基因组的大部分非编码区域对基因表达起着调节作用。此外，大约90%的疾病相关突变位于非编码区，找出这些突变如何影响疾病很可能会带来全新的治疗方法。

当我们确定与疾病或健康相关的新的生物标志物时，其他惊喜也相伴而来。如前所述，使用基因组、蛋白质组和其他数据的诊断方法正走向实用。最近的研究表明，存在于血液等体液中的被称为微小RNA（miRNA）的小片段RNA也可以有重要的诊断用途，比如早期发现癌症。例如，胰腺癌难以检测，等到发现时可能为时已晚。哥本哈根海莱乌医院（Herlev Hospital）的尼古拉·舒尔茨（Nicolai Schultz）发现，血液中的一组miRNA似乎可以诊断出胰腺癌的存在[27]。正如舒尔茨所说，

"这项检测可以诊断出更多的胰腺癌患者，其中一些人的病情处于早期阶段，因此有可能增加能够手术并可能治愈的患者的数量。"其他研究表明，miRNA筛查可以用于检测卵巢癌，这是另一种发现时往往太晚而无法有效治疗的癌症。

miRNA诊断的潜在效用不仅限于癌症。萨尔大学的埃卡特·米斯（Eckart Meese）和安德里亚斯·凯勒（Andreas Keller）证明，通过检测血液中12种miRNA的水平，他们能够以93%的准确率预测一个人是否患有阿尔茨海默病[28]。"在研究的这个阶段，我们只是刚刚开始从生物学角度认识所发现的miRNA模式，"他们在一次采访中表示，"我们的研究结果使我们确信，miRNA特征很可能会在未来对阿尔茨海默病的诊断中发挥作用。"阿尔茨海默病在出现认知衰退的数年之前就已开始，因此通过针对早期阶段疾病进行测试，能够在疾病造成无法弥补的损害之前做出早期干预。通过确定miRNA的水平是否恢复正常，这类测试还有可能帮助检测阿尔茨海默病疗法是否确实有效。

我们还可以期待其他新类型的诊断。据说，狗能够警告它们的主人注意肺癌和乳腺癌等疾病。这些动物可能拥有检测挥发性有机化合物（VOC）的能力，而化合物可能是癌症的诊断指标。大量工作正在进行当中，以确定VOC作为疾病生物标志物的效用。克利夫兰诊所（Cleveland Clinic）的彼得·马佐尼（Peter Mazzone）和他的团队开发了一种肺癌呼气测试[29]。马佐尼的测试被称为比色传感器测定，其中包含一系列与某些VOC接触时改变颜色的色素，而且它们足够灵敏可以区分不同类型的肺癌，包括非小细胞肺癌、肺腺癌和肺鳞状细胞癌。

疾病检测的新方法有时会出自意想不到的来源。导致苹果公司创始人史蒂夫·乔布斯（Steve Jobs）去世的胰腺癌，其5年生存率仅为15%，部分原因是我们无法发现早期疾病。针对间皮素这种胰腺癌生物标志物，年仅14岁的杰克·安德拉卡（Jack Andraka）开发出了一种基于试纸的低成本测试[30]。这项测试采用碳纳米管——由原子厚度的碳薄片制成的微小圆柱体，并涂有与间皮素结合的抗体。当这种蛋白质黏附到纳米管上时，它会改变碳纳米管之间的间隙，从而改变它们的电导率。在2012年的英特尔国际科学与工程学博览会（Intel International Science and Engineering Fair）上，他的发明为他赢得了75 000美元的高登·厄尔·摩尔奖（Gordon E. Moore Award）这一大奖，当时他年仅15岁。

针对传染病的新型分子水平的诊断技术也将出现。例如，抗生素耐药性是一种主要的健康威胁，每年有23 000名美国人死于感染耐药菌株。造成耐药性的一个关键因素是抗生素的过度使用，特别是被用于治疗抗生素并无作用的病毒感染。由于病毒感染与细菌感染可能难以区分，所以医生经常会开出抗生素处方，以防万一。在许多国家，患者在柜台购买抗生素，只是为了保险起见。在杜克大学，杰弗里·金斯伯格（Geoffrey Ginsburg）和他的团队检测到了与细菌感染反应不同的、响应于病毒感染的基因表达谱[31]。金斯伯格的测试在识别病毒性呼吸道感染方面拥有高达90%的准确率，并且在12小时内即可返回结果，相比之下，传统测试需要长达数天才能得到结果。

当我们对免疫系统拥有更深入的了解和控制时，其他的新进展，尤其是治疗癌症的进展可能就会出现。正如第5章中的介绍，我们在通过操控免疫系统治疗白血病等血癌方面取得了很大的进展，而且在未来的10年内很可能开发出类似的方法来治疗实体癌症，比如肺癌和乳腺癌。创造这些治疗手段需要开发新的方法来击败这些癌细胞抑制免疫系统的能力，而我们正在努力做到这一点。在斯坦福大学，埃尔文·威斯曼（Irving Weissman）和他的团队已经开发出一种抗体，能够促使免疫系统识别和攻击癌细胞[32]。癌细胞躲避被免疫系统识别的能力部分来自于一种名为CD47的蛋白，这种蛋白会向巨噬细胞这种负责摧毁致病入侵者的白细胞发出"不要吃我"的信号。通过阻断CD47，威斯曼开发出的抗体使巨噬细胞能够攻击癌细胞，进而调动人体对抗癌症的整个免疫应答。威斯曼的工作令人兴奋之处在于，CD47对任何癌症没有特异性。"我们已经证明，CD47不仅仅对白血病和淋巴瘤有重要意义，"威斯曼说，"它对于我们测试过的每一种人类原发性肿瘤都十分重要。"

随着我们对大脑及其功能的了解越来越多，肯定会有惊喜出现。2013年，索尔克生物研究所（Salk Institute for Biological Studies）的迈克尔·麦康奈尔（Michael McConnell）发现，我们的神经元具有惊人程度的差异：相比于一个"标准"神经元，多达40%的神经元表现出大块缺失的或复制的DNA（被称为拷贝数变体或CNV）[33]。正如麦康奈尔对《科学日报》（Science Daily）所言，"神经元的特别之处是，与皮肤细胞不同，它们不会更新，但会相互作用。它们形成了庞大而复杂的电路，其中一个具有不同CNV的神经元就可能会在大脑中产生全网影响。"自发性CNV与精神分裂症和自闭症有关，因此了解CNV如何形成可以澄清心理健康疾病的起源。

正如你可能已经意识到的那样，技术永无止境，我们将会随着新技术的出现而获得惊喜。目前处于起步阶段的三维（3D）打印将产生深远的影响。它的应用再个性化不过了。2013年3月，美国东北部地区一名男子利用依靠CT扫描技术设计的3D打印高分子植入物替代了自己75%的头骨[34]。剑桥大学的基思·马丁（Keith Martin）和他的团队使用喷墨式设备，已经成功实现分层打印活的视网膜细胞[35]。马丁表示："这是首次成功打印来自成人中枢神经系统的细胞。我们已经证明，你可以从视网膜提取细胞，并且有效地将它们分离出来。我们可以将这些细胞打印成我们喜欢的任何图案，而且我们已经证明这些细胞能够存活并茁壮成长。"尽管这项研究尚处于早期阶段，但它指出了为患者定制可塑形组织的潜力。马丁认为，这些技术将最终治愈黄斑变性和青光眼，它们是发达国家两大主要失明原因。不难想象，通过将3D打印技术和干细胞技术相结合，将可以在体外培养器官，并且将培养出的器官植回体内。

干细胞技术的进步也将导致新药产生。例如，约翰霍普金斯细胞工程研究所（Johns Hopkins Institute for Cell Engineering）的盖伯桑·李（Gabsang Lee）从一位赖利-戴综合征患者身上提取了皮肤细胞[36]。赖利-戴综合征是一种会影响感觉神经的罕见遗传疾病，患者经常出现呕吐、言语和运动问题、吞咽困难，对热、疼痛和味觉的不适当感知，血压不稳定和胃肠道问题。利用诱导多能干细胞的技术，李和他的团队成功诱导这些皮肤细胞成为神经元。然后，他们筛选了数千种药物，以观察哪些药物能使神经元以更高水平表达出产生量不足的基因。"因为能够直接研究神经细胞，所以我们可以第一次看到在这种疾病中究竟出了什么问题，"李说。他们最终发现了一种有望阻止或逆转赖利-戴综合征的化合物。

个体化的医疗保健方法还将扩展到为年幼和高龄人群提供更加定制化的治疗，正如美国医学研究所（Institute of Medicine）所指出的："为儿童开出的大多数药物处方（50%～75%）尚未在儿科人群中进行过测试。"[37]从本质上说，我们对待儿童就像对待小体型的成人一样，通常是根据他们的体重来改变剂量水平。成人和儿童具有"深刻的解剖、生理和发育差异"，这转化为他们如何代谢药物的差异——意味着成人药物试验的结果可能根本不适用于儿童。

变化性对老年人来说是一个巨大的问题。约翰·斯隆（John Sloan）是一位照护老年患者的医生，他写道："脆弱的老年人在各个方面都不尽相同。"[38]他以肾功能为例指出：

随着年龄的增长，特别是当你年岁确实很大的时候，会有两件事发生。第一件事是肾功能会变差。因此，平均80岁的患者肯定会比20岁时的肾功能差。第二件事是你的年龄越大，肾功能的改变范围就越大，肾功能变得多样。结果就是经肾脏过滤的药物的血液水平变得多样。一位老年人的肾功能接近于40岁的正常人；

另一位的肾脏却十分糟糕，几乎不能正常运转。按教科书记载剂量将经肾过滤药物给予第一个人，一切都很好。给予第二个人，他的血药浓度就会高得飞起，副作用会让他病得下不了床。

对于脆弱的老年人而言，这种变化性可能扩大到许多器官，使得开具适当剂量的药物处方成为一项巨大的挑战。结果，许多患者被过量用药，而且严重的药物不良反应可能被误认为只是衰老的另一个后果。让问题更加复杂的是，这些患者通常同时服用几种药物，而这些药物可能发生相互作用进而产生新的问题。我们迫切需要准确的生物标志物来监测这一人群的药物治疗效果，以获得正确剂量的用药，并避免药物间的不良相互作用。

本章的开头提到了医学的民主化是一件在未来10年基于分子医学而可能发生的事。但是这意味着什么呢？这意味着通过提供廉价、准确的分子水平的诊断测试，消费者将能够获得更加明确的自身健康信息，这将使他们能够更积极地参与健康管理。患者将不再是医学界进行诊断和治疗的被动接受者。随着个体化医疗技术改善了自我监测和提高了你对身体健康和疾病的了解，医疗保健正从医院和诊所进入家庭，转移到作为消费者的你的手中。风险和很多监管问题确实存在，但有一点是肯定的：医疗保健的民主化和去神秘化开始发生。

在所有这些关于未来10年将会发生什么的猜想中，都存在一个很大的悬而未决的问题：所有这些信息会在整个人口层面上带来不同吗？当个人能够获得关于他们健康状况的准确预测信息时，他们会改变自己的行为吗？这不是一个毫无意义的问题：目前的证据显示，我们中的很多人不会这样做。我们都知道，我们应该遵循低饱和脂肪的均衡饮食，多做运动，而且吸烟者全都清楚吸烟的健康风险，但我们中的大多数人都放纵于我们明知有害健康的行为。正如卫生保健编辑保罗·塞拉托（Paul Cerrato）在为《信息周刊》（*Information Week*）撰写的一篇评论文章中写道[39]："大多数人只有在出问题时才想起去看医生，然后他们希望靠吃药或外科手术把事情办好，就像他们希望汽车修理工修好他们的车一样。对于大多数美国人而言，医疗保健是让别人'做得更好'，而并没有把这当成是自己的责任。"谷歌公司曾尝试推出个人健康记录产品"谷歌健康"（Google Health），然而经过几年的低使用率后被叫停。就此，谷歌公司在其博客上宣布："某些用户群体，如精通技术的患者及其护理人员，以及最近更多出现的健身和保健爱好者们已经在使用这款产品。但我们尚未找到一种办法将这种有限的使用转化成被数百万人在日常健康生活中广泛采用。"[40]个体化医疗也完全有可能演变成类似的情况，少数真正使用所提供信息的精英人士会获得相当大的好处，但大多数人并不会。跟踪情况如何演变将会十分有趣。

因此，在未来10年内，个体化医疗将会来到你的身边，并将成为医疗领域的前沿和中心。这肯定会产生不切实际的期望，成为许多自命不凡的社论的主题，说这是远远超出现实的炒作。这将给医疗系统带来巨大压力，因为患者越来越多地获得真实信息并希望立即对此采取行动，而且医生们也试图适应令他们的很多技能变得过时的新环境。这可能会导致大量健康的人因为执着于纠正所发现的无关紧要的问题而生出心病。这将导致健康维护行业的巨大增长，使其成为有史以来最大的产业。这将越来越迎合我们改变自身从而变得更聪明、更漂亮或者更年轻的愿望。人类的进化将不再按照达尔文的方式进行：我们将会自己进化。

第7章 释放"瓶中之妖"

那么，我们现在处于什么位置呢？在前6章中，你已经看到过去400年来现代科学的发展和应用如何使得你能够了解从行星运动到你身体细胞最内部的运转机制这一切事物。你已经了解了许多组成你身体的点滴部分，它们的作用，以及如何测量它们，从而产生"你的分子之躯"。我们已经看到，数字时代的到来如何让我们能够以电子形式存储所有这些信息，以及如何通过分析这个庞大的数据云所体现的"你的数字之躯"来识别生物标志物，从而为你的健康和疾病状况提供令人难以置信的准确描绘。如今遥感设备可以分析你的每一次呼吸和每一次心跳，并提醒你要么度过美好时光，要么安息。通过社交媒体，用不了多久你就能与患有与你相同疾病、能够感同身受的听众分享这些私密细节，比较你们的数字之躯来寻找适合你的最有效疗法，并查找在哪里能够接受治疗。总而言之，这些进步正在推动我们今天所知的医学实践发生巨大的变革，但这只是分子医学可能带来的潜在颠覆的开始。

让我们首先来探索不久的将来。第6章描述了未来10年可能发生的事情，看起来非常令人兴奋。10年后，癌症将会得到比现在好得多的控制。检测癌症基因组中的致病"驱动"基因应当能够带给你个体化的药物组合，来治愈或控制已患有的某种癌症。检测癌前病变和癌症早期表现的血液检查应该会成为常规措施，从而使你能够在癌症转移到身体其他部位之前得到有效的治疗。日益精良的成像技术将会更加容易地检测出肿瘤的范围，从而保障在手术过程中更彻底地清除癌细胞。今天的抗癌药物将会通过专门设计用于杀死癌细胞和避开健康组织的"智能"纳米药物而得到增强。也许最重要的是，我们将有办法开启你的免疫系统，使它能够识别和消灭多种形式的癌症。简而言之，一系列非常强大的武器正在相继投入使用，帮助我们控制和治愈癌症。

那么心血管疾病呢？它是西方社会的另一个主要杀手，可导致心脏病发作和脑卒中，占全部死亡人数的近50%。同样地，在不久的将来，我们应该会看到重大进展，到那时大多数心脏病症状都将得到治疗。作为心脏病终末阶段的心力衰竭将会得到治疗，但治疗手段将依赖于用于更新趋于衰竭的老化心脏的方法所取得的进步，例如，使心脏干细胞"更年轻"的方法。这些进步可能包括GDF11蛋白的人类类似物。我们会拥有更精良的技术来预测和预防脑卒中：通过简单的血液测试来对这类事件发出警告信号，从而采取适当的预防措施。然而，除非我们能够开发出清除死亡的脑组织并刺激新的神经元生长以取代死亡细胞的新方法，否则对于脑卒中已发生脑损伤的治疗可能不会取得很好的效果。

基于对诸如囊性纤维化、亨廷顿舞蹈症或阿尔茨海默病等遗传疾病的分子水平理解的重点攻关，应该很快就能带来有所改善的治疗效果。随着对分子水平认识的提高，快速的进展成为可能；当你知道导致问题的原因时，通往解决方案的路径就会更加清晰。

在不久的将来，可以预见的准确诊断技术的迅速进步和普及将会挑战医疗机构作为医疗进步的"把关者"的作用，因为知识和权利将会传递给作为消费者的你。例如，当你确切知道自己患有什么疾病，并已研究过哪种治疗方法最适合你，以及到哪里能够获得治疗，那目前新的医学进步经过15年的等待就会走入医生办公室，使你身边的情况发生改变。

让我们来看看未来的情景：有一天你醒来感觉不舒服。你很累，有点恶心。在大多数日子里，当你有这样的感觉时，你打开智能手机，发现一个弹出窗口，建议你少喝一点酒，多睡一会儿。但是今天，你的智能手机建议你进行血液分析，因为你的智能手表或手环上的传感器发现事情不对：可能你的体温升高，或者你的心脏跳动得更快。你取出一次性针头刺破手指，就像糖尿病患者日常所做的那样，在插在智能手机中的一次性传感器上涂抹一滴血。立刻，你血液中的一千种蛋白质和代谢物就被测量，并与你的正常水平比较。同时，你的智能手表和其他附带传感器正在将你的血压、体温、心率、体重、呼吸和其他数据上传到你的数字化数据云的最新版本——你的数字之躯。通过你的声控个人数据助手（又称超级智能手机——Siri到那时会工作得更好），你问自己的数字之躯：“我怎么了，我该怎么办？”利用数据，你的数字之躯回答道：“我们正在患上一种流感，它有98%的概率和最近在我们附近其他人身上发现的当地毒株相同。”它为你找到最合适的个体化治疗方法，找到适合你的药物，而且不会引起什么讨厌的副作用。然后，它通知距离最近的药房准备好你的个体化治疗药物。你去取药，到第二天，你就会感觉如常。

第二种情景：你正以通常感觉舒适的步伐行走，但突然间变得气喘吁吁。你坐下来，但似乎还是喘不过气来。在这种情况下，你的随身监测系统会采集值得警惕的迹象——心律异常、血氧低，以及其他指向心力衰竭的迹象。这些信息被传送到急救服务中心，你的智能手机告诉你救护车正在路上并将很快到达，你马上就能得到急救护理，比如吸氧。到达急诊室时你会发现，通过使用来自你数字之躯的输入信息已选定哪种药物对你有效，使用多少剂量，以及避免使用哪些药物，已经为你准备好了合适的药物。如果出现房颤等状况，在发生脑卒中等更严重的问题之前就会对你施用血液凝块溶解剂。

第三种情景：也许你患有1型糖尿病。首先会从你的皮肤或其他来源获取细胞，通过使导致这些细胞成为皮肤细胞的分化过程逆向进行，会产生能够成为你体内任何细胞的干细胞。然后，这些干细胞被诱导成为能够响应高血糖水平而产生胰岛素的B细胞。这些B细胞在组织培养液中生长至所需的数量，然后经由静脉注射到达你的体内，它们植根于你体内的肝脏和其他位置，感知你循环系统中的血糖水平，根据需要释放胰岛素，从而治愈你的糖尿病问题。或者你发现自己有患2型糖尿病的倾向；你感觉良好，但你的随身传感器已经注意到你的血糖水平正在上升的风险迹象。你会收到越来越急迫的消息——每次打开电脑或使用智能手机时都会弹出一个窗口，要求你必须改变自己的生活方式。你将被告知提前一站从地铁下车，或者不要回到自助餐桌。你最终会屈服于这些打扰，因为越来越可怕的警告闪现，指示出随着糖尿病的进展，你生命中将处于危险之中的年数，而且你可能会面临截肢。

个体化医疗预示着一个新时代的开始——我们将以保持健康而不是治疗疾病为重点，个体化医疗将成为未来的重要产业，特别是伴随着健康维护行业越来越多地参与到对抗衰老的事业当中。我们现在就已经看到了很多迹象。30年前，健身中心几乎不为人知；如今，如果哪家酒店没有良好的健身设施，难免会让客人不满。不久的将来，健康和抗衰老中心也将获得关注。首先会有详细的基因组、蛋白质组、代谢物组、微生物组和生命体征分析，然后是专门为你设计的日常运动计划和饮食。非常精确的分子测量会为此提供激励，每当你取得一点小进展时就明确地为你显示出来。从在工作场所使用站立式办公桌到定期前往健康中心，我们中大多数人每天用来保持健康的时间将超过1个小时。注重预防健体而不是康复将会成为一种寻常态度。谁会愿意为了从脑卒中的影响中恢复而在康复机构里每天花2个小时斜眼看着身边的人呢？比这好得多的办法是每天在健康中心花1个小时来避免脑卒中。

不久的将来还会发生什么呢？个体化医疗无疑将会给医学界带来重大的颠覆。医生在诊断中的作用将会越来越多地被有关你的数字之躯的计算机分析所取代。准确的诊断，结合先进的成像技术和对你的数字之躯的基因组和其他数据的分析，意味着可以便利地确定安全有效的治疗方法。因此，医生的角色将会发生转变。50年前，医生们照护的是那些身体真正有严重问题的人：80%的工作是照护垂死或重症患者。如今，慢性病的治疗已成为常态。针对2型糖尿病、高血压、关节炎和癌症幸存者的护理占据了大部分时间。随着这些慢性病逐渐能够通过基于分子水平的个体化方法得到控制，而且诊断和治疗在很大程度上取决于对你的数字之躯进行分析，只有复杂和严重的问题才会需要医生。那么医生来做些什么呢？

有两种可能的场景。那些无法获得医生服务或接受高级医疗保健的人将会发现，因为医疗条件趋同。相对便宜的组学数据——进行全套完整分析的花费可能在100美元左右，以及能够通过互联网获得的免费在线分析，将使世界各地的患者能够获得最先进的诊断资源。这些信息，结合互联网搜索和社交媒体，例如，Patients Like Me、Cure Together和其他专门的疾病论坛网站，还将使患者有可能发现最合适的治疗方法和可供接受治疗的场所。你将能够像购物那样进行比价，以及查看来自满意（或不满意）客户的参考意见。在决定了最好、最划算的治疗方案后，你可以预约和安排行程去获得治疗。

那些有充足的健康计划和医生资源的人将会倾向于另一种场景：你仍然会有医生，但你依靠自己的医生来预防生病，而不是在生病后对你进行治疗。你的医生可能会与你所属的健康保持中心关联在一起，而且你可能会根据医生成功地使你保持健康而支付报酬。你的医生不仅会帮助你以最新的手段收集重要个人数据，还能帮助你分析和解释你的数字之躯，以及为你建议最合适的行动方案，从而让你保持良好的健康状态。如果你经常生病，你可能会解雇你的医生。这是一个新颖的概念——只为有效的治疗和建议向医生付费。回到古代美索不达米亚那个太平而美好的年代：根据汉谟拉比（Hammurabi）法典，进行手术的医生要对错误或失败负责。如果一名自由人因手术死亡，医生的手指可能会被切断。如果一名奴隶因手术死亡，医生必须用同等价值的奴隶来替换补偿。无论如何，我们可能不需要这么多医生接受他们目前的培训。解释我们个人数据云的专家系统将会承担大量工作，但扮演健康教练角色的医生将深受欢迎，我们依靠他们来管理和优化健康，就像雇用金融专业人士来管理和增值我们的投资，或者雇用律师来管理和解决我们的法律问题一样。

让我们继续讨论真正有趣的一点。从长远来看，比如，在50年后，个体化医疗将会是什么样子呢？在这里，我们意识到"瓶中之妖"肯定已经被释放了出来：对我们自身的分子水平的理解会产生很多后果，而并不是每种后果都拥有无可置疑的美妙面目。

如今，人类为了解和治愈各种疾病所做出的努力已开始显示出成效。正如温斯顿·丘吉尔在英国赢得第二次世界大战中的第一场战役后所说："这不是结束，结束甚至远未到来，但这可能是开始的结束。"

那到底什么才算是结束呢？这个问题很难回答，因为没有极限。我们现在才刚刚开始意识到科学和技术的集中应用会对我们每个人身上施加多么不可思议的力量。在伽利略和牛顿最初与迷信斗争之后的仅仅400多年，我们就已掌握我们自身的组成，我们身体的各部分如何在一起运转，以及如何来修复我们的身体。进展正在疯狂加速。在这个世界上生活过的科学家，大约90%的人现在都还活着。他们中的很大一部分人正致力于为所有人带来更好的健康。在1900年，人类的知识大约每个世纪翻一番。到第二次世界大战结束时，知识每25年翻一番。如今，纳米技术知识每2年翻一番，临床知识每18个月翻一番，而全人类的知识每13个月就翻一番。国际商业机器公司（IBM）

预测，由于互联网的建立，知识的倍增在短短的12小时内就会发生一次。知识推动技术，技术推动变革，而我们正以不断加快的速度盲目地奔向未来的变革。

如果你已经感到现在的变化速度太快了，那么请把你的安全带再系紧些。变化的速度将会更快，特别是在医学领域。新知识所带来的变化将受到一个事实的帮助和鼓舞：归结起来就是，我们都希望摆脱事物的自然秩序。种种迹象都在我们身边各处。如果髋关节或膝关节出现磨损，那就更换它。如果心率减慢，就放置心脏起搏器。如果耳聋，就用助听器。如果不能勃起，就用伟哥。而现在，情况将会变得更好——或者更糟，这取决于你持有什么样的观点。很明显，变革已经开始在疾病诊断和治疗方面发生，你肯定没法说这不是件好事。显然，应当能够发现癌症，并且以真正有效而又不伤害身体其他部分的方式治疗癌症。在手术切除癌症后需要等待3～6个月才能看出疾病是否复发是一件荒谬的事情：你应该进行简单的血液检查，每周或每天记录疾病的进展。显然，你不应该等到疾病发展以后才去治疗；你应该提前知道自己的患疾倾向，并采取适当的行动。显然，你不应该服用对治疗你的疾病无效的药物；你应该只使用那些对你有效而不伤害你的药物。这一切都很清楚，但其实有许多问题。

这些问题中最主要的是，知识增长的速度和相关技术改进的速度可能是一把双刃剑。一方面，就你的健康而言，这将为你带来众多的潜在好处。另一方面，正如唐纳德·拉姆斯菲尔德（Donald Rumsfeld）所说，有许多未知的因素可能带给我们意外。斯塔尼斯拉夫·乌拉姆（Stanislaw Ulam）在50多年前向伟大的数学家和物理学家约翰·冯·诺伊曼（John von Neumann）致敬时[1]，他回忆起一次关于技术加速发展怎样改变人类社会模式的交谈，其中提到"这样的进程会朝向某种类似奇点的方向发展，在这个奇点之后，我们现在熟知的人类的社会作用将不再存在。"今天许多严肃的思想家也有类似的担忧。

雷蒙德·库兹威尔（Raymond Kurzweil）是谷歌公司的工程总监，并在1999年获得了美国国家技术与创新奖（National Medal of Technology and Innovation）（美国最高技术荣誉），而且美国公共广播公司（PBS）将他列为16位缔造美国的革命家之一[2]。他在2005年出版的一本题为《奇点迫近：当人类超越生物学》（*The Singularity Is Near*：*When Humans Transcend Biology*）的书中预言了2050年之前就会到来的"技术奇点"[3]。这个奇点被定义为进步如此迅速，以至于超越人类理解能力的那个点。库兹威尔预测，一旦达到这个奇点，机器智能将会远超人类智能。这对世界意味着什么，我们在其中又居于何种地位，这些全都完全无解。

快速技术变革的全球后果，比如库兹威尔提出的那些后果，是有争议的，并且有些人会把它们当成是科幻小说而不予认真对待。然而，不可争辩的是，由于技术的显著改进，更确切的信息正越来越多地涌现出来，这些信息关于我们的自身构成，我们每个人的身体有什么问题，以及什么对我们每个人有效，反过来，这些信息正在打开一扇大门，让我们能够利用生物学的新知识来治愈我们的疾病，纠正我们的缺陷，并延长我们的生命。可以预期，这些努力将变得越来越密集，并且在不久的将来，这将反映在我们对个体化医疗的狂热追求之中。人们对这些服务有庞大的需求，因为我们觉得自己被如此之多的无法修复或控制的东西所俘虏。我们是疾病、疼痛和残疾的俘虏——特别是当我们变老的时候。我们是身体的俘虏——不论健壮与否，身形靓丽还是丑陋。我们是生命本身的俘虏；正如大门乐队（the Doors）的主唱吉姆·莫里森（Jim Morrison）所说："没有人会活着离开这里。"

因此，个体化医疗的最终结果将不仅能治愈我们可能患有的疾病，还能延长我们的生命并"改良"我们自己。我们可能想要的改良清单是无止境的：让自己变得更聪明、更有吸引力、更健壮、更年轻——愿望清单可以非常广泛。这样的力量会在

50年还是100年内出现可能众说纷纭，但不可忽视的是，在不到500年的时间里，在进化长河中的转眼之间，我们就开始迅速扩展对于生命的理解。如果否认延长我们的生命和修正我们的不完美的可能性，那将会是对事实的视而不见。随着我们的愿望成真，文明的基本驱动力将受到干扰。我们会在不很久远的将来死去这一事实驱动着我们的很多行为；它驱使我们去探索理解为什么我们在这里，为什么我们要做我们所做的事情，以及我们要去哪里，尤其是在我们死后。这种探索并不是特别富有成效，因此我们发明了诸如民族、文化和宗教等概念，并赋予这些概念一定的意义和重要性，这种意义和重要性并非完全合理，但对我们的生活有意义，为我们提供了一套生活准则。

可能的现实是，我们是出色进化的生存机器，以物种的生存为目标，仅此而已。我们拥有的每个属性都可以适合于这个框架。在达尔文的理论中，一旦我们生育并抚养了我们的后代，进化就不再对我们有用了，那就是我们衰老和死亡的时候。但是，如果我们能够消除疼痛和痛苦，并无限期地延长生命，那么我们对生命意义的探求将会发生天翻地覆的改变：我们仍然对此一无所知，但如果痛苦和死亡不再紧盯我们，那这就不再是一个紧迫的问题。吃喝玩乐吧，因为你不会在明天死去。

能够显著延长生命的个体化医疗拥有一个令人惊叹而又发人深省的前景，正是在这里，我们释放出的"瓶中之妖"开始展现出它阴暗的一面。当然，从个人的角度来看，这样的希望是美好的。我们可以不再屈从于达尔文主义压力的违反人性的残酷支配，不再必须在某个预定的时间范围内死亡，不再需要忍受绝症的痛苦。基因手术的前景预示着定制身体的出现：如果我们能够用更年轻的干细胞取代衰老的干细胞，那么为什么不能改变遗传密码，让你的眼睛逐渐变成你一直想要的那种动人的蓝色？为什么不编码长出更长的腿，或者效能更好的神经元？但我们最好谨慎，因为我们正在改变事物的自然秩序，而这将带来后果。

从环境的角度来看，显著延长寿命的能力，比如延长到150岁或者更长，无疑将是一场十足的灾难。在过去的200年里，技术已经极大地延长了我们的寿命，从1800年的40岁到2012年的80岁。事实上，我们有这么多人才是所有环境问题的核心所在，而延长寿命肯定不会有所帮助。更大的问题是，如果父母和祖父母一代不会去世，年轻世代将会缺乏更新并感到沮丧。工业界的超级富豪领袖或独裁者永远不会消失将会怎么样呢？唐纳德·特朗普（Donald Trump）或罗伯特·穆加贝（Robert Mugabe）再掌权100年吗？或者延续古老的信条，使女性屈服，旧的伤口溃烂，永远不会被死亡固有的更新过程所治愈？毫无疑问，革命即将来临。

所以未来会很有趣。对于本书的读者而言，如果你想增进你的健康，方法是明确的。第一，做运动，吃健康的食物，不要吸烟。你应该注意这条建议：它适用于我们所有人。第二，发现你自己的风险，诊断你的具体疾病，以及找到适合你的最佳治疗方法，这些所需的分子水平信息即将出现。你应该注意这个机会：它可能会救你的命。第三，我们正在愉快地改变事物的自然秩序，以确保个体的生存，而不是物种的生存，但对后果一无所知。你应该注意这个现象：它可能导致我们所熟悉的人类的终结。你无法阻止我们疯狂地奔向未来，但你真的需要知道正在发生什么。基于分子水平的个体化医疗正在推动你所在时代的重大革命。

我们都是美丽新世界的先锋。

参 考 文 献

第1章

[1] Kanu Chatterjee et al., "Doxorubicin Cardiomyopathy," *Cardiology* 115, no. 2 (January 2010): 155-62.

[2] Chuenjid Kongkaew, Peter R. Noyce, and Darren M. Ashcroft, "Hospital Admissions Associated with Adverse Drug Reactions: A Systematic Review of Prospective Observational Studies," *The Annals of Pharmacotherapy* 42 (2008): 1017-25.

[3] Robin McKie, "Growing Lifespan Shows No Sign of Slowing, but Don't Expect Immortality," *The Observer*, March 6, 2011, http://www.theguardian.com/society/2011/mar/06/lifespan-mortality-health-diabetes.

[4] Qiuping Gu, Charles F. Dillon, and Vicki L. Burt, "Prescription Drug Use Continues to Increase: U.S. Prescription Drug Data for 2007-2008," *NCHS Data Briefs*, no. 42 (2010), http://www.cdc.gov/nchs/data/databriefs/db42.htm.

[5] Jason Lazarou, Bruce H. Pomeranz, and Paul N. Corey, "Incidence of Adverse Drug Reactions in Hospitalized Patients," *Journal of the American Medical Association* 279, no. 15 (April 15, 1998): 1200.

[6] Lorna Hazell and Saad A.W. Shakir, "Under-Reporting of Adverse Drug Reactions: A Systematic Review," *Drug Safety: An International Journal of Medical Toxicology and Drug Experience* 29, no. 5 (January 2006): 385-96.

[7] Brian B. Spear, Margo Heath-Chiozzi, and Jeffrey Huff, "Clinical Application of Pharmacogenetics," *Trends in Molecular Medicine* 7, no. 5 (May 5, 2001): 201-4.

[8] Cleveland Clinic, "Health and Prevention: Statin Medications and Heart

Disease," *Cleveland Clinic*, http://my.clevelandclinic.org/ heart/prevention/ risk-factors/cholesterol/statin-medications-heart -disease.aspx.

[9] Huabing Zhang et al., "Discontinuation of Statins in Routine Care Settings: A Cohort Study," *Annals of Internal Medicine* 158, no. 7 (April 2, 2013): 526-34.

[10] Lara M. Mangravite et al., "A Statin-Dependent QTL for GATM Expression Is Associated with Statin-Induced Myopathy," *Nature* 502,no. 7471 (October 17, 2013): 377-80.

[11] Siddhartha Mukherjee, *The Emperor of All Maladies: A Biography of Cancer* (New York, NY: Scribner, 2011), pp. 35-37.

[12] Y. Li, R.B. Womer, and J.H. Silber, "Predicting Cisplatin Ototoxicity in Children: The Influence of Age and the Cumulative Dose," *European Journal of Cancer* 40, no. 16 (November 2004): 2445-51.

[13] Matthew Herper, "The Truly Staggering Cost of Inventing New Drugs," *Forbes*, February 10, 2012, http://www.forbes.com/sites/ matthewherper/2012/02/10/the-truly-staggering-cost-of-inventing-new-drugs/.

第2章

[1] Stephen Bent, "Herbal Medicine in the United States: Review of Efficacy,Safety, and Regulation: Grand Rounds at University of California, San Francisco Medical Center," *Journal of General Internal Medicine* 23, no. 6(June 2008): 854-59.

[2] "Charles Darwin's Health," *Wikipedia*, accessed September 12, 2014,http://en.wikipedia.org/wiki/Charles_Darwin's_health.

[3] J.B. Durand, A.B. Abchee, and R. Roberts, "Molecular and Clinical Aspects of Inherited Cardiomyopathies," *Annals of Medicine* 27, no. 3(June 1995): 311-17, http://www.ncbi.nlm.nih.gov/pubmed/7546620;Shiro Kamakura, "Epidemiology of Brugada Syndrome in Japan and Rest of the World," *Journal of Arrhythmia* 29, no. 2 (April 1, 2013): 52-55;B. J. Maron et al., "Prevalence of Hypertrophic Cardiomyopathy in a General Population of Young Adults: Echocardiographic Analysis of 4111 Subjects in the cardia Study," *Circulation* 92, no. 4 (August 15, 1995):785-89; Carlo Napolitano, Silvia G. Priori, and Raffaella Bloise, "Catecholaminergic Polymorphic Ventricular Tachycardia," in *Gene Reviews*, ed. Roberta A. Pagon (Seattle, WA: University of Washington, 2014);Peter J. Schwartz et al., "Prevalence of the Congenital Long-QT Syndrome," *Circulation* 120,

no. 18 (November 3, 2009): 1761-67.

［4］Robert F. Service, "A $1000 Genome by 2013?," *Science News*, July 2011,http://news.sciencemag.org/math/2011/07/1000-genome-2013.

第3章

［1］Alok Jha, "Breakthrough Study Overturns Theory of 'Junk DNA' inGenome," *The Guardian*, September 5, 2012,http://www.theguardian. com/science/2012/sep/05/genes-genome-junk-dna-encode.

［2］Jonah Riddell et al., "Reprogramming Committed Murine Blood Cells to Induced Hematopoietic Stem Cells with Defined Factors," *Cell* 157, no.3 (April 24, 2014): 549-64.

［3］J.B. Gurdon and V. Uehlinger, "'Fertile' Intestine Nuclei," *Nature* 210,no. 5042 (June 18, 1966): 1240-41, http://www.ncbi.nlm.nih.gov/ pubmed/5967799.

［4］K.H. Campbell et al., "Sheep Cloned by Nuclear Transfer from a Cultured Cell Line," *Nature* 380, no. 6569 (March 7, 1996): 64-66.

［5］Francesco S. Loffredo et al., "Growth Differentiation Factor 11 Is a Circulating Factor That Reverses Age-Related Cardiac Hypertrophy," *Cell* 153, no. 4 (May 9, 2013): 828-39.

［6］Michael Specter, "Germs Are Us," *The New Yorker*, October 22, 2012,http://www.newyorker.com/magazine/2012/10/22/germs-are-us.

［7］Ilseung Cho and Martin J. Blaser, "The Human Microbiome: At the Interface of Health and Disease," *Nature Reviews: Genetics* 13, no. 4 (April2012): 260-70.

［8］N. Lender et al., "Review Article: Associations between Helicobacter Pylori and Obesity-an Ecological Study," *Alimentary Pharmacology and Therapeutics* 40, no. 1 (July 2014): 24-31.

［9］Ilseung Cho et al., "Antibiotics in Early Life Alter the Murine Colonic Microbiome and Adiposity," *Nature* 488, no. 7413 (August 30, 2012): 621-26.

［10］E. J. Videlock and F. Cremonini, "Meta-Analysis: Probiotics in Antibiotic-Associated Diarrhoea," *Alimentary Pharmacology and Therapeutics* 35, no. 12(June 2012): 1355-69.

［11］"*Clostridium Difficile* Infection," *Centers for Disease Control and Prevention*,accessed July 26, 2014, http://www.cdc.gov/hai/organisms/ cdiff/cdiff_infect.html.

［12］J.L. Anderson, R.J. Edney, and K. Whelan, "Systematic Review:

Faecal Microbiota Transplantation in the Management of Inflammatory BowelDisease," *Alimentary Pharmacology and Therapeutics* 36, no. 6 (September2012): 503-16.

[13] David E. Elliott and Joel V. Weinstock, "Helminthic Therapy: Using Worms to Treat Immune-Mediated Disease," *Advances in Experimental Medicine and Biology* 666 (January 2009): 157-66, http://www.ncbi.nlm.nih.gov/pubmed/20054982.

第4章

[1] Bala Murali Venkatesan and Rashid Bashir, "Nanopore Sensors for Nucleic Acid Analysis," *Nature Nanotechnology* 6, no. 10 (October 2011): 615-24.

[2] Scott D. McCulloch and Thomas A. Kunkel, "The Fidelity of DNA Synthesis by Eukaryotic Replicative and Translesion Synthesis Polymerases," *Cell Research* 18, no. 1 (January 2008): 148-61.

[3] J.N. Adkins et al., "Toward a Human Blood Serum Proteome:Analysis by Multidimensional Separation Coupled with Mass Spectrometry," *Molecular and Cellular Proteomics* 1, no. 12 (November15, 2002): 947-55.

[4] Andrew J. Percy et al., "Standardized Protocols for Quality Control of MRM-Based Plasma Proteomic Workflows," *Journal of Proteome Research* 12, no. 1 (January 4, 2013): 222-33.

[5] "Why Are Larger Sized Hard Drives Consistently Getting Cheaper?," *Record Nations*, accessed July 29, 2014, http://www.recordnations.com/articles/bigger-hard-drives/.

[6] Mike Orcutt, "Bases to Bytes," *MIT Technology Review*, 2012,http://www.technologyreview.com/graphiti/427720/bases-to-bytes/.

[7] *PatientsLikeMe*, http://www.patientslikeme.com/.

[8] *CureTogether*, http://www.curetogether.com.

[9] *PXE International*, http://www.pxe.org/.

[10] Sarah C.P. Williams, "Mining Consumers' Web Searches Can Reveal Unreported Side Effects of Drugs, Researchers Say," *Stanford Bio-X*,2013, https://biox.stanford.edu/highlight/mining-consumers'-web-searches-can-reveal-unreported-side-effects-drugs -researchers-say.

[11] W. Yang et al., "Economic Costs of Diabetes in the U.S. in 2012," *Diabetes Care* 36, no. 4 (April 2013): 1033-46.

[12] "Heart Disease Facts," *Centers for Disease Control and Prevention*, 2014,http://www.cdc.gov/heartdisease/facts.htm.

第5章

[1] Jon Cohen, "Examining His Own Body, Stanford Geneticist StopsDiabetes in Its Tracks," *Science News*, March 2012, http://news.sciencemag.org/biology/2012/03/examining-his-own-body-stanford-geneticist-stops-diabetes-its-tracks.

[2] Hangwi Tang and Jennifer HweeKwoon Ng, "Googling for a Diagnosis—Use of Google as a Diagnostic Aid: Internet Based Study," *BMJ (Clinical Research Ed.)* 333, no. 7579 (December 2, 2006):1143-45.

[3] Eta S. Berner and Mark L. Graber, "Overconfidence as a Cause of Diagnostic Error in Medicine," *The American Journal of Medicine* 121,no. 5 Suppl (May 2008): S2-23.

[4] Maria Fuller, Peter J. Meikle, and John J. Hopwood, "Epidemiology of Lysosomal Storage Diseases: An Overview," in *Fabry Disease: Perspectives from 5 Years of FOS*, ed. Atul Mehta, Michael Beck, and Gere Sunder-Plassmann (Oxford: Oxford PharmaGenesis, 2006), http://www.ncbi.nlm.nih.gov/books/nbk11603/.

[5] "Table of Pharmacogenomic Biomarkers in Drug Labeling," *Food and Drug Administration*, http://www.fda.gov/drugs/scienceresearch/researchareas/pharmacogenetics/ucm083378.htm.

[6] "Gene Responsible for Acetaminophen-Induced Liver Injury Identified," *ScienceDaily*, May 11, 2009, http://www.sciencedaily.com/releases/2009/05/090504171943.htm.

[7] Svati H. Shah and Deepak Voora, "Warfarin Dosing and VKORC1/CYP2C9," *Medscape*, accessed July 28, 2014, http://emedicine.medscape.com/article/1733331-overview.

[8] Tom Lynch and Amy Price, "The Effect of Cytochrome P450 Metabolism on Drug Response, Interactions, and Adverse Effects," *American Family Physician* 76, no. 3 (2007): 391-96, http://www.aafp.org/afp/2007/0801/p391.html.

[9] Eric Schoch, "Precision Prescribing," *The Art and Science of Medicine*,2003, http://www.indiana.edu/ ～ rcapub/v26n1/precision.shtml.

[10] Martin Dawes, "The Implementation and Evaluation of Genetic Tests to Guide Drug Prescriptions in Primary Care in B.C.," in *What Is Personalized Medicine, and How Does It Affect You?* (Vancouver, BC, 2014). Public talk.

[11] Colin J.D. Ross et al., "Genotypic Approaches to Therapy in

Children:A National Active Surveillance Network (gatc) to Study the Pharmacogenomics of Severe Adverse Drug Reactions in Children," *Annals of the New York Academy of Sciences* 1110 (September 2007): 177-92.

[12] Colin J.D. Ross et al., "Genetic Variants in TPMT and COMT Are Associated with Hearing Loss in Children Receiving Cisplatin Chemotherapy," *Nature Genetics* 45, no. 5 (April 26, 2013): 578.

[13] Henk Visscher et al., "Pharmacogenomic Prediction of Anthracycline-Induced Cardiotoxicity in Children," *Journal of Clinical Oncology* 30,no. 13 (May 1, 2012): 1422-28.

[14] J. Kirchheiner et al., "Pharmacokinetics of Codeine and Its Metabolite Morphine in Ultra-Rapid Metabolizers due to CYP2D6 Duplication," *The Pharmacogenomics Journal* 7, no. 4 (August 2007): 257-65.

[15] G. Köhler and C. Milstein, "Continuous Cultures of Fused Cells Secreting Antibody of Predefined Specificity," *Nature* 256, no. 5517(August 7, 1975): 495-97.

[16] Mark D. Pegram, Gottfried Konecny, and Dennis J. Slamon, "The Molecular and Cellular Biology of HER2/neu Gene Amplification/ Overexpression and the Clinical Development of Herceptin(Trastuzumab) Therapy for Breast Cancer," in *Advances in Breast Cancer Management*, ed. William J. Gradishar and William C. Wood,vol. 103, Cancer Treatment and Research (Boston, MA: Springer, 2000),57-75.

[17] Richard Heimler, "Richard Heimler," *Lung Cancer Alliance*, accessed July 28, 2014, http://www.lungcanceralliance.org/get-help-and-support/ coping-with-lung-cancer/stories-of-hope/richard-heimler.html.

[18] "FDA Approval for Crizotinib," *National Cancer Institute*, 2013,http:// www.cancer.gov/cancertopics/druginfo/fda-crizotinib.

[19] Kent Pinkerton, "Cystic Fibrosis Life Expectancy Statistics," *Disabled World*, 2009, http://www.disabled-world.com/health/respiratory/cystic-fibrosis/ life-expectancy.php.

[20] Bonnie W. Ramsey et al., "A CFTR Potentiator in Patients with CysticFibrosis and the G551D Mutation," *The New England Journal of Medicine* 365, no. 18 (November 3, 2011): 1663-72.

[21] Alex Parker, "A Reflection...," *Kalydeco for Cystic Fibrosis Diary*, accessed July 28, 2014, http://kalydecoforaustralians.blogspot. ca/2012/11/a-reflection.html.

[22] Sining Chen and Giovanni Parmigiani, "Meta-Analysis of BRCA1 and

BRCA2 Penetrance," *Journal of Clinical Oncology* 25, no. 11 (April 10,2007): 1329-33.

[23] Angelina Jolie, "My Medical Choice," *The New York Times*, May 14,2013, http://www.nytimes.com/2013 /05/14/opinion/my-medical-choice.html?_r=2&.

[24] "SAP and BC Centre for Excellence in HIV/AIDS Pioneer New Technology,Redefine Treatment," *SAP News*, February 25, 2014, http:// www.news-sap.com/sap-and-bc-centre-for-excellence-in-hiv-aids-pioneer-new-technology-redefine-treatment/.

[25] Allen D. Roses, "On the Discovery of the Genetic Association of Apolipoprotein E Genotypes and Common Late-Onset AlzheimerDisease," *Journal of Alzheimer*'s *Disease* 9, no. 3 Suppl (January 2006):361-66, http://www.ncbi.nlm.nih.gov/pubmed/16914873.

[26] Lindsay S. Nagamatsu et al., "Resistance Training Promotes Cognitiveand Functional Brain Plasticity in Seniors with Probable Mild Cognitive Impairment," *Archives of Internal Medicine* 172, no. 8 (April 23,2012): 666-68.

[27] Elaine Westwick, "Huntington's Disease—Genetic Testing, Childrenand Hope," *The Stuff of Life*, July 2011, http://elainewestwick.blogspot. ca/2011/07/huntingtons-disease-genetic-testing.html.

[28] Marilynn Marchione, "Texas Hospital Plans 'Moonshot' againstCancer," *AP: The Big Story*, 2012, http://bigstory.ap.org/article/texas-hospital-plans-moonshot-against-cancer.

[29] Emily Dugan, "Thousands of NHS Patients to Have DNA Sequencedto Help Cancer Research," *The Independent*, July 20, 2014,http://www. independent.co.uk/life-style/health-and-families/health-news/thousands-of-nhs-patients-to-have-dna-sequenced-to-help-cancer-research-9617513. html.

[30] Steven J.M. Jones et al., "Evolution of an Adenocarcinoma in Response to Selection by Targeted Kinase Inhibitors," *Genome Biology* 11, no. 8(January 2010): R82.

[31] Gina Kolata, "In Leukemia Treatment, Glimpses of the Future," *The NewYork Times*, July 8, 2012, http://www.nytimes.com/2012/07/08/ health/in-gene-sequencing-treatment-for-leukemia-glimpses-of-the-future.html?pagewanted=all.

[32] Xiao-jun Li et al., "A Blood-Based Proteomic Classifier for the Molecular Characterization of Pulmonary Nodules," *Science Translational*

Medicine 5, no. 207 (October 16, 2013): 207ra142,doi:10.1126/scitranslmed.3007013.

[33] Food and Drug Administration, "FDA Approves New Orphan Drug Kynamro to Treat Inherited Cholesterol Disorder," January 29, 2013,http://www.fda.gov/newsevents/newsroom/pressannouncements/ucm337195.htm.

[34] Andrew Pollack, "Experimental Drug Used for Ebola-Related Virus Shows Promise," *The New York Times*, August 20, 2014, http://www.nytimes.com/2014/08/21/business/drug-used-for-ebola-related-virusshows-promise.html?_r=0.

[35] Giorgio Trinchieri, "Inflammation," in *Cancer: Principles and Practice of Oncology*, ed. Vincent T. DeVita Jr., Theodore S. Lawrence, and Steven A. Rosenberg, 9th ed. (Philadelphia: Lippincott Williams and Wilkins,2011), http://www.lwwoncology.com/Textbook/Toc.aspx?id=11000#.

[36] Penn Medicine, "Penn Medicine Team Reports Findings from Research Study of First 59 Adult and Pediatric Leukemia Patients Who Received Investigational, Personalized Cellular Therapy CTL019," December 7, 2013, http://www.uphs.upenn.edu/news/news_releases/2013/12/ctl019/.

[37] Laura Smith-Spark, "UK Takes Step toward 'Three-Parent Babies,'" CNN.com, June 28, 2013, http://www.cnn.com/2013 /06/28/health/uk-health-dna-ivf/.

[38] Dan Roden, "Engineering a Healthcare System to Deliver Personalized Medicine." Personalized Medicine and Individualized Drug Delivery,joint conference of the Canadian Society for Pharmaceutical Sciencesand Canadian Chapter of Controlled Release Society, June 11-14, 2013,Vancouver.

[39] *Association for Molecular Pathology et al. v. Myriad Genetics, Inc., et al.* 569 U.S. 12-398 (2013). http://www.supremecourt.gov/opinions/12pdf/12-398_1b7d.pdf.

[40] Dan Munro, "FDA Slaps Personal Genomics Startup 23andMe with Stiff Warning," *Forbes*, November 25, 2013, http://www.forbes.com/sites/danmunro/2013/11/25/fda-slaps-personal-genomics-startup-23andme-with-stiff-warning/.

[41] Larry Husten, "Can Personalized Medicine and an Adaptive Trial Design Salvage This Hard-Luck Drug?," *Forbes*, December 4, 2013,http://www.forbes.com/sites/larryhusten/2013/12/04/can-personalized-medicine-and-an-adaptive-trial-design-salvage-this-hard-luck-drug/.

［42］Elizabeth O Lillie et al., "The N-of-1 Clinical Trial: The Ultimate Strategy for Individualizing Medicine?," *Personalized Medicine* 8, no. 2(March 2011): 161-73.

［43］Jaime L Natoli et al., "Prenatal Diagnosis of Down Syndrome: A Systematic Review of Termination Rates (1995-2011)," *Prenatal Diagnosis* 32, no. 2 (February 2012): 142-53.

第6章

［1］SalimaHacein-Bey-Abina et al., "Insertional Oncogenesis in 4 Patientsafter Retrovirus-Mediated Gene Therapy of SCID-X1," *The Journal of Clinical Investigation* 118, no. 9 (September 2, 2008): 3132-42.

［2］Sheryl Gay Stolberg, "The Biotech Death of Jesse Gelsinger," *The New York Times*, November 28, 1999, http://www.nytimes.com/1999/11/28/magazine/the-biotech-death-of-jesse-gelsinger.html.

［3］Bill Clinton, "Remarks on the Completion of the First Survey of the Entire Human Genome Project" (The White House Office of the Press Secretary, 2000), http://clinton5.nara.gov/wh/New/html/genome-20000626.html.

［4］European Medicines Agency, "European Medicines Agency Recommends First Gene Therapy for Approval," July 20, 2012, http://www.ema.europa. eu/ema/index.Jsp?curl=pages/news_and_events/news/2012/07/news_ detail_001574. Jsp&mid =wc0b01ac058004d5c1.

［5］Food and Drug Administration, "FDA Approves New Orphan Drug Kynamro to Treat Inherited Cholesterol Disorder," January 29, 2013,http:// www.fda.gov/newsevents/newsroom/pressannouncements/ucm337195. htm.

［6］Alnylam Pharmaceuticals, "Alnylam Reports Positive Phase Ⅱ Datafor Patisiran (ALN-TTR02), an RNAi Therapeutic Targeting Transthyretin(TTR) for the Treatment of TTR-Mediated Amyloidosis (ATTR), and Initiates Phase Ⅲ Trial," 2013, http://investors.alnylam.com/ releasedetail.cfm?Releaseid=805999.

［7］Aaron Krol, "Gene Therapy's Next Generation," *Bio-IT World*, January29, 2014, http://www.bio-itworld.com/2014/1/29/gene-therapys-next-generation.html.

［8］Mark J. Graham et al., "Antisense Inhibition of Proprotein Convertase Subtilisin/kexin Type 9 Reduces Serum LDL in Hyperlipidemic Mice," *Journal of Lipid Research* 48, no. 4 (April 1, 2007): 763-67.

［9］María M Corrada et al., "Dementia Incidence Continues to Increase with

Age in the Oldest Old: The 90+ Study," *Annals of Neurology* 67, no. 1(January 2010): 114-21.

[10] Michael D. Hurd et al., "Monetary Costs of Dementia in the UnitedStates," *New England Journal of Medicine* 368 (2013): 1326-34.

[11] National Institute of Mental Health, "The Numbers Count: Mental Disorders in America," *National Institute of Mental Health*, accessed July28, 2014, http://www.nimh.nih.gov/health/publications/the-numbers-count-mental-disorders-in-america/index.shtml.

[12] Rafael Yuste and George M. Church, "The New Century of the Brain," *Scientific American* 310, no. 3 (February 18, 2014): 38-45.

[13] Mark W. Stanton, *The High Concentration of U.S. Health Care Expenditures*(Washington, DC: U.S. Department of Health and Human Services,Public Health Services, Agency for Healthcare Research and Quality,2006).

[14] Canadian Institute for Health Information, *Seniors and the Health CareSystem: What Is the Impact of Multiple Chronic Conditions?*, 2011.

[15] "Immortal Worms Defy Aging," *ScienceDaily*, February 27, 2012,http://www.sciencedaily.com/releases/2012/02/120227152612.htm.

[16] Kathleen Y. Wolin and Hallie Tuchman, "Physical Activity and Gastrointestinal Cancer Prevention," in *Physical Activity and Cancer*, ed.Kerry S. Courneya and Christine Friedenreich, vol. 26 (Berlin: Springer Science and Business Media, 2010), 400; I.M. Lee and Y. Oguma, "Physical Activity," in *Cancer Epidemiology and Prevention*, ed. David Schottenfeld and Joseph F. Fraumeni, 3rd ed. (New York, NY: Oxford University Press, 2006), 1416; Kathy Matheson, "Exercising May Reduce Lung Cancer Risk," *The Washington Post*, December 12, 2006,http://www.washingtonpost.com/wp-dyn/content/article/2006/12/12/AR2006121200862.html; "Caffeine and Exercise May Be Protective against Skin Cancer Caused by Sun Exposure, Study Suggests," *ScienceDaily*, April 3, 2012, http://www.sciencedaily.com/releases/2012/04/120403142328.htm.

[17] Paul D. Thompson et al., "Exercise and Physical Activity in the Prevention and Treatment of Atherosclerotic Cardiovascular Disease:A Statement from the Council on Clinical Cardiology (Subcommitteeon Exercise, Rehabilitation, and Prevention) and the Council on Nutrition, Physical," *Circulation* 107, no. 24 (June 24, 2003): 3109-16.

[18] Rob Stein, "Exercise Could Slow Aging of Body, Study Suggests," *The*

Washington Post, January 29, 2008, http://www.washingtonpost.com/wp-dyn/content/article/2008/01/28/AR2008012801873.html.

[19] Steve Horvath, "DNA Methylation Age of Human Tissues and Cell Types," *Genome Biology* 14, no. 10 (January 2013): R115.

[20] Elaine Schmidt, "UCLA Scientist Uncovers Biological Clock Able to Measure Age of Most Human Tissues," *UCLA Newsroom*, October 21,2013, http://newsroom.ucla.edu/releases/ucla-scientist-uncovers-biological-248950.

[21] Manisha Sinha et al., "Restoring Systemic GFD11 Levels Reverses Age-Related Dysfunction in Mouse Skeletal Muscle," *Science* 344, no. 6184(May 9, 2014): 649-52.

[22] Robert Langreth, "Venter Starts DNA-Scanning Company to BoostLongevity," *Bloomberg.com*, March 4, 2014, http://www.bloomberg.com/news/2014-03-04/venter-starts-dna-scanning-company-to-boost-longevity.html; Saul A. Villeda et al., "Young Blood Reverses Age-Related Impairments in Cognitive Function and Synaptic Plasticity in Mice," *Nature Medicine* 20, no. 6 (June 2014): 659-63; Lida Katsimpardi et al., "Vascular and Neurogenic Rejuvenation of the Aging Mouse Brain by Young Systemic Factors," *Science* 344, no. 6184 (May 9, 2014): 630-34.

[23] Jane Wakefield, "Google Spin-off Calico to Search for Answers to Ageing," *BBC News*, September 19, 2013, http://www.bbc.com/news/technology-24158924.

[24] William J. Broad, "Billionaires with Big Ideas Are Privatizing American Science," *The New York Times*, March 16, 2014, http://www.nytimes.com/2014/03/16/science/billionaires-with-big-ideas-are-privatizing-american-science.html?_r=0.

[25] L. Bellows, R. Moore, and A. Gross, "Dietary Supplements: Vitamins and Minerals" (University of Colorado Extension, 2013), http://www.ext.colostate.edu/pubs/foodnut/09338.html.

[26] Leroy Hood and Nathan D. Price, "Promoting Wellness and Demystifying Disease: The 100K Project," *Genetic Engineering and Biotechnology News*,May 22, 2014.

[27] "Biomarkers in Blood Show Potential as Early Detection Method of Pancreatic Cancer," *ScienceDaily*, January 21, 2014, http://www.sciencedaily.com/releases/2014/01/140121164754.htm.

[28] "Detecting Dementia through micro RNA in Patient Blood

Samples," *Biome*, October 2, 2013, http://www.biomedcentral.com/biome/detecting-dementia-through-microrna-in-patient-blood-samples/.

[29] John Ericson, "A Breath Test For Lung Cancer: Researchers Develop Biomarker for Pulmonary Tumor Growth," *Medical Daily*, October 18,2013, http://www.medicaldaily.com/breath-test-lung-cancer-researchers-develop-biomarker-pulmonary-tumor-growth-261201.

[30] "Intel Science Winner Develops Cancer Tech," *Wall Street Journal Live*,December 30, 2012, http://live.wsj.com/video/intel-science-winner-develops-cancer-tech/E342B43B -F184-492D-A441-38B28C18D3C1. HTML#!E342B43B-F184-492D-A441-38B28C18D3C1.

[31] "Genomic Test Accurately Sorts Viral versus Bacterial Infections," *Duke University Pratt School of Engineering*, September 18, 2013,http://www.pratt.duke.edu/news/genomic-test-accurately-sorts-viral-versus-bacterial-infections.

[32] Sarah C.P. Williams, "One Drug to Shrink All Tumors," *Science News*,March 26, 2012, http://news.sciencemag.org/health/2012/03/one-drug-shrink-all-tumors.

[33] "Surprising Variation among Genomes of Individual Neurons from Same Brain," *ScienceDaily*, November 1, 2013, http://www.sciencedaily.com/releases/2013/11/131101172313.htm.

[34] David J. Hill, "Patient Receives 3D Printed Implant to Replace 75 Percent of Skull," *Singularity Hub*, March 28, 2013, http://singularityhub.com/2013/03/28/patient-receives-3d-printed-implant-to-replace-75-percent-of-skull/.

[35] Dan Howarth, "3D-Printed Eye Cells Could 'Cure Blindness,'" *Dezeen*,December 18, 2013, http://www.dezeen.com/2013/12/18/3d-printed-eye-cells-could-cure-blindness/.

[36] "Use of Stem Cells in Personalized Medicine," *ScienceDaily*, November26, 2012, http://www.sciencedaily.com/releases/2012/11/121126151021.htm.

[37] Institute of Medicine (U.S.) Forum on Drug Discovery, Development,and Translation, "Introduction," in *Addressing the Barriers to Pediatric Drug Development: Workshop Summary* (Washington, DC: National Academies Press, 2008), http://www.ncbi.nlm.nih.gov/books/nbk3989/.

[38] John Sloan, *A Bitter Pill: How The Medical System Is Failing The Elderly*(Vancouver, BC: Greystone Books, 2009), p. 29.

[39] Paul Cerrato, "Why Personal Health Records Have

Flopped," *InformationWeek*, January 12, 2012, http://www.
informationweek.com/healthcare/patient-tools/why-personal-health-
records-have-flopped/d/d-id/1102247?.

［40］ "An Update on Google Health and Google PowerMeter," *Official Google
Blog*, June 24, 2011, http://googleblog.blogspot.ca/2011/06/update-on-
google-health-and-google.html.

第7章

［1］ Stanislaw Ulam, "Tribute to John von Neumann," *Bulletin of the American
Mathematical Society* 64, no. 3 (1958): 5.

［2］ "Ray Kurzweil Biography," *Kurzweil Accelerating Intelligence*, accessed
September 12, 2014, http://www.kurzweilai.net/ray-kurzweil-biography.

［3］ Ray Kurzweil, *The Singularity Is Near: When Humans Transcend
Biology*(New York: Viking, 2005).

致　谢

我要感谢许多在我写作过程中给予我帮助的人士。

首先是南希·弗莱特（Nancy Flight），我生命中的挚爱，在听到我谈论个体化医疗的好处后，她认为这有潜力成为一本书，并且想办法让我开始写作。如果没有她，就不会有这本书。为此，我深表感谢，感谢她的精辟建议和鼓励，还有许多其他帮助。接下来，我要感谢我在个体化医疗倡议中的同僚：迈克·伯吉斯（Mike Burgess）、马丁·道斯（Martin Dawes）、罗伯·弗雷泽（Rob Fraser）、大卫·亨茨曼斯（David Huntsman）、布鲁斯·麦克马纳斯（Bruce McManus）和吉姆·拉塞尔（Jim Russell）。与如此优秀的专业人士一起工作是一种莫大的荣幸和启迪，更美妙的是，我们在规划改变医疗系统时享受了巨大的乐趣。我还要感谢我的孩子们，简·库里斯（Jane Cullis）和杰弗里·库里斯（Jeffrey Cullis），对于他们提出的尖锐、高明的批评，我感激不尽地接受。最后，我要感谢我的编辑们：张伊娃，她在将手稿整合到一起的最初阶段中作出了巨大的贡献，以及凯瑟琳·普莱尔，她在把我激昂的笔记转变成一份更具可读性的手稿方面提供了巨大的帮助。

有了这些帮助，我本应该写出一本更好的书。当然，任何错误、遗漏或术语上的不当之处都完全是我的错。然而，我确实希望让本书的中心主题清晰明确——个体化医疗现在是，而且将来也是我们这个时代的重大革命。我们确实生活在一个激动人心的时代。